U0190301

合肥市卫计委2018年应用医学项目（hwk2018zc008）
2019年度安徽医科大学校科研基金项目（2019xkj075）
2020年安徽省妇幼保健院院级重点科研项目（zd2020-2-3）

SALPINGOGRAPHY AND
INTERVENTIONAL THERAPY

输卵管造影及介入诊疗

李　兵　　张国福　主编

中国科学技术大学出版社

内 容 简 介

　　本书由安徽医科大学附属妇幼保健院、复旦大学附属妇产科医院、南方医科大学南方医院、广州市妇女儿童医疗中心、首都医科大学附属北京妇产医院、同济大学附属上海市第一妇婴保健院、上海交通大学附属国际和平妇幼保健院等14家医院联合编写,主要介绍了输卵管的解剖、生理及输卵管造影表现,输卵管介入治疗方法,输卵管介入诊疗的设置、所需设备及器械、人才配置,旨在为尚未开展妇产介入工作、预备开展妇产介入及输卵管介入工作的医护人员及基层医护人员提供规范化指导。

图书在版编目(CIP)数据

输卵管造影及介入诊疗/李兵,张国福主编. —合肥:中国科学技术大学出版社,2021.9
ISBN 978-7-312-05288-0

Ⅰ.输⋯　Ⅱ.①李⋯　②张⋯　Ⅲ.子宫输卵管造影—介入性治疗　Ⅳ.R816.91

中国版本图书馆CIP数据核字(2021)第149732号

输卵管造影及介入诊疗

SHULUANGUAN ZAOYING JI JIERU ZHENLIAO

出版	中国科学技术大学出版社
	安徽省合肥市金寨路96号,230026
	http://press.ustc.edu.cn
	https://zgkxjsdxcbs.tmall.com
印刷	安徽联众印刷有限公司
发行	中国科学技术大学出版社
经销	全国新华书店
开本	787 mm×1092 mm　1/16
印张	12.5
字数	251千
版次	2021年9月第1版
印次	2021年9月第1次印刷
定价	128.00元

编　委　会

序

　　自1991年我以妇产科医生的身份进入妇产科介入治疗这个领域以来,做了一些工作,也出版了几本书,但主要是围绕子宫这个器官发生的疾病进行介入治疗。书中虽有涉及输卵管的部分,但主要由他人承揽,我来作总结,在输卵管造影及介入诊疗方面也谈不上有丰富的经验。一个月前,我接到李兵主任的邀请,让我给他主编的新书《输卵管造影及介入诊疗》写序,多有惶恐。不过,既已应承,定当全力以赴,并表贺忱。

　　我花了几天的时间,认真学习了《输卵管造影及介入诊疗》中的内容,颇感惊讶。本书详细介绍了输卵管造影的来龙去脉以及如何将介入诊疗技术应用于输卵管疾病的诊断和治疗,更难能可贵的是将开展这些技术需要的基本设施、基本设备、基本药物、基本培训等也一一明示。这本书是初学者的教材,也是实施者的规范。

　　输卵管,女性生殖系统的组成部分,其体积是该系统中最小的,论功能可大可小,论"惹祸"的能力它却是"一流"。郎景和院士曾把女性生殖器官形容为人体内的"贵妇人",两条输卵管就像"贵妇人"头上的两条小辫,点缀着"贵妇人"的美丽。这也就意味着东西不大,但位置重要。输卵管的功能,众所周知是卵子和精子的"约会地",也可以说是下一代的诞生地,精子和卵子在此结合使人类得以延续。通俗地讲,输卵管是完成传宗接代、真正造人的地方,这是其主要功能,也是重要的自然功能。为什么说是重要的自然功能呢? 这是因为如果人类乃至其他哺乳动物存在输卵管缺失或其他输卵管疾病的情况,是无法在自然状态下完成生育繁殖这一功能的,因此是重要的自然功能。但随着40年前辅助生殖技术,即试管婴儿的出现,输卵管这个自然功能的重要性受到了减弱,因为辅助生殖技术可以替代输卵管的生理功能,这也使输卵管通液、输卵管造影这一传统的技术一度受到冷落。但经过几十年的实践,人们逐渐认识到不是所有的不孕症患者都是需要通过辅助生殖技术来完成生育的,因为该技术不仅仅费用昂贵,还存在一些自身的问题。人们又重新审视非辅助生殖技术在不孕症中的应用,生殖外科由此诞生,以期解决一些输卵管疾病、卵巢疾病、子宫疾病、子宫内膜疾病所致不孕的问题。同时由于认识上的更新和技术上的进步，介入放射学专家使用介入诊疗技术成功地解决了一系列输卵管疾病，使得输卵管造影这一古老的技术重获新生。介入技术使输卵管造影不再单纯地应用于输卵管疾病的诊断，而且可以同时实施治疗。无论是由于解剖结构上的改变还是炎症或其他病因导致输卵管形态学上发生的改变导致的输卵管疾病，介入技术均可以对其进行治疗，做到微创，甚至是无创治疗。

　　输卵管的"惹祸"能力在我们妇科疾病中是最强的。众所周知，输卵管妊娠破裂出血是急腹症，处理不当将导致孕产妇死亡，且多发生于年轻人。输卵管妊娠发病的主要原因是由于输卵管在结构上受损或者功能上受损，导致受精卵不能被正常运送到宫腔，使受精卵在输卵管的某个部位安家落户，小小的输卵管不能承受如此重任，在某个时段出现破裂、出血，甚至急性大出血，危及生命。部分输卵管结构上或者功能上的异常，可以通过介入技术解决，从而预防了输卵管妊娠的发生。部分输卵管妊娠也可以通过子宫动脉栓塞术进行保守治疗，介入诊治技术为输卵管妊娠的防治探索出一条新的微(无)创之路。

　　将一个古老的输卵管造影诊断技术"复活"，重新为患者服务，同时将代表微(无)创技术最高水平之一的介入技术应用于输卵管疾病的诊治，是一个质的飞跃；而这一技术的推广使用，中国妇幼保健协会放射介入专委会无疑功高至伟，其主任委员李兵教授和名誉主任委员张国福教授带领的团队同样也是功不可没。余虽能力有限，仍欣然应邀，乐为之序。因为相信，《输卵管造影及介入诊疗》定将成为经典，也会是医生们的"良师益友"。

2021年7月20日

前　言

　　输卵管造影是一项"古老"的技术,伴随着时代发展及技术、材料的进步,其又时用时新,应用极为广泛,且仍是无创检查输卵管通畅度的金标准。

　　输卵管造影操作简便、安全、无创,但许多地方仍不规范,想让患者在检查时获得舒适感仍不容易;造影图像清晰、精准,可动态观察,但不规范摄片、不科学读片的现象却不少见。输卵管造影可发现输卵管病变情况,介入技术可以为患者提供很多帮助,但目前仍不普及。

　　鉴于上述情况,我中心联合国内多家知名医院共同编写了本书,在总结输卵管造影、输卵管介入再通、输卵管积水栓塞等技术操作的同时,我们还分享了输卵管妊娠的介入治疗、输卵管病变影像诊断及介入护理等方面的经验。

　　本人从事妇科介入近20年,对生殖介入特别是输卵管介入治疗体会深刻。从医这些年,对不孕症女性就医的艰辛,就诊时的巨大压力以及紧张、恐惧、担心的心理感触颇深;传统的输卵管造影检查,使患者常担心疼痛、创伤及辐射影响,也很关注造影后输卵管后续治疗问题。如何适应现代医疗"以人为本""以病人为中心"的理念,如何将X线介入治疗优势与输卵管造影相结合,挑战摆在我们面前。如何破解困局? 那就是站在患者的角度出发,把患者的担心始终放在首位,精益求精,让诊疗流程标准化、舒适化。本人结合自身数万例的输卵管检查及介入治疗经验,深深体会到输卵管介入操作方法及使用材料上的改进尤为重要。书中也分享了几项输卵管介入治疗相关的发明专利,如应用到输卵管阻塞时的导丝介入治疗、输卵管伞端粘连的臭氧治疗,都获得了较好效果。我们妇产介入人的追求始终是使患者舒适度大大提高,降低患者损伤,让医患双方都提升幸福感和获得感,以求得本专业的发展,让输卵管造影及介入治疗这些好技术继续进步。

　　本书在编写的过程中,得到了中国妇幼保健协会、中国妇产科医师协会及我院多位领导、专家的支持,也得到了南方医科大学南方医院陈春林教授及刘萍教授的无私指点,在此一并表示感谢!由于我们经验有限,水平不足,本书中难免有疏漏之处,敬请广大读者批评指正。

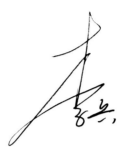

2021年8月于合肥

目　录

序 ……………………………………………………………………………………………………（ⅰ）

前言 …………………………………………………………………………………………………（ⅲ）

第一章　子宫、输卵管的胚胎发育、解剖、生理及病理表现 ………………………………（001）

　　第一节　子宫及输卵管的组织胚胎学 ………………………………………………………（001）

　　第二节　输卵管的解剖 ………………………………………………………………………（001）

　　第三节　输卵管的生理功能 …………………………………………………………………（006）

　　第四节　输卵管病理 …………………………………………………………………………（008）

　　第五节　子宫解剖、生理及病理 ……………………………………………………………（016）

第二章　子宫输卵管造影及介入治疗相关设备、器械、药品及开诊要求、辐射防护要求
　　…………………………………………………………………………………………………（027）

　　第一节　介入手术室 …………………………………………………………………………（027）

　　第二节　设备 …………………………………………………………………………………（029）

　　第三节　器械耗材 ……………………………………………………………………………（035）

　　第四节　药品 …………………………………………………………………………………（043）

　　第五节　开诊要求及宣传策略 ………………………………………………………………（053）

　　第六节　放射防护要求 ………………………………………………………………………（056）

第三章　子宫输卵管造影 ……………………………………………………………………（069）

　　第一节　输卵管性不孕症 ……………………………………………………………………（069）

　　第二节　子宫输卵管造影适应证、禁忌证、术前准备及规范化操作 ……………………（071）

　　第三节　正常子宫输卵管造影表现判读 ……………………………………………………（079）

　　第四节　异常子宫输卵管造影表现 …………………………………………………………（089）

　　第五节　输卵管功能不良及子宫输卵管造影的治疗作用 …………………………………（109）

第六节　输卵管造影后的治疗策略选择 ···(110)

第七节　输卵管通液 ···(110)

第四章　输卵管再通术及选择性造影（通液）···(117)

第一节　介入性输卵管再通术 ···(117)

第二节　选择性输卵管通液 ···(130)

第三节　其他输卵管放射介入治疗方法 ···(133)

第五章　输卵管介入栓塞术 ···(135)

第一节　输卵管积水的危害和预处理方法 ···(135)

第二节　输卵管介入栓塞术 ···(138)

第六章　输卵管妊娠介入治疗 ···(149)

第七章　介入护理及相关并发症处理 ···(159)

第一节　介入护理 ···(159)

第二节　输卵管造影及介入治疗并发症的处理 ···(163)

第八章　输卵管影像新技术及其他 ···(172)

第一节　磁共振引导下子宫输卵管造影 ···(172)

第二节　输卵管病变CT、MR表现 ··(176)

附录　中国妇幼保健协会妇产介入标准化培训基地考核评分表（2019版）·············(187)

第一章
子宫、输卵管的胚胎发育、解剖、生理及病理表现

1

第一节　子宫及输卵管的组织胚胎学

输卵管由副中肾管(paramesonephric duct)上段和中段演化而来,起始端以喇叭状开口于体腔形成输卵管伞端(漏斗部);子宫则由副中肾管下段左右合并间隔膜消失后融合形成(也形成了阴道的一部分)。子宫、输卵管的上皮及腺体起源于副中肾管上皮,其结缔组织及肌组织则来自于副中肾管周围间充质。

副中肾管又称米勒管、苗勒管(Müllerian duct),在胚胎第6周形成,与中肾管结伴出现,位于中肾管外侧。一般认为,当生殖管道向男性方向分化时,中肾管保留并演化成男性生殖管道;当生殖管道向女性方向分化时,中肾管退化,副中肾管发育并形成子宫、输卵管、阴道等女性生殖结构(图1-1)。其机制在于:在睾丸支持细胞产生的抗副中肾管激素(anti-Müllerian duct hormone)作用下,中肾旁管退化,否则其自然留存。

第二节　输卵管的解剖

输卵管(fallopian tube)是卵子与精子相遇受精的场所,一般情况下,精子在输卵管壶腹部(ampulla)获能与卵子结合,后受精卵在输卵管蠕动及纤毛运动的帮助下进入宫腔着床。

一、输卵管形态

输卵管是位于子宫两侧狭长而弯曲的管道,内侧与子宫角相连并开口于宫腔,外端开口于腹膜腔,与卵巢上缘接近,呈游离状态。输卵管单侧长一般为8～14 cm,有部分文献资

料显示右侧输卵管较左侧长(右侧长7.1～16.3 cm,左侧长6.3～12.5 cm)。

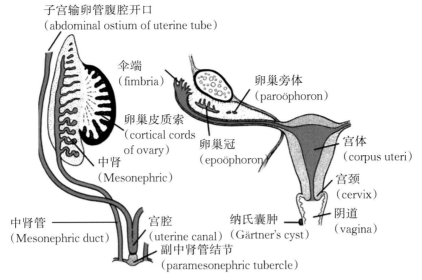

图1-1　女性胚胎第8周末冠状面的腹面示意图

(a) 副中肾管(红色)和中肾管(无非氏管,蓝色)的排列关系,副中肾管的头端位于中肾管的外侧,

前者向尾端生长,在腹侧跨越后者,尾侧端位于中间位置,副中肾管尾侧端融合,

最终发育成子宫;(b) 发育完成的输卵管伴随中肾管残余

(资料来源:KURMAN, ROBERT J. Blaustein's pathology of the female

genital tract[M]. 6th ed. Springer Verlag,2002.)

(一)输卵管的解剖部位

输卵管由近端向远端可分为4个解剖部位:

1. 间质部(interstitial portion)

位于子宫壁内,又称壁内部(intramural portion),起始于输卵管子宫角开口处,后斜直或弯曲上行至子宫底部,其后侧行出子宫壁,长度为1.0～1.2 cm,内径为0.4～0.5 cm。

2. 峡部(isthmic portion)

间质部远端的一段,与间质部相连续,平直而短,管壁最厚,管腔细,长度为2.0～3.0 cm,大致相当于输卵管内1/3段,内径为0.1～0.3 cm。

3. 壶腹部(ampulla)

峡部远端的一段,是峡部向远端延伸并逐渐膨大的部分,管壁薄,管腔宽大,走行常弯曲,长度为5～8 cm,占输卵管全长的1/2以上,内径为0.6～0.7 cm。有学者认为,近伞端处内径可达1.0 cm以上。此处是精卵结合、转运的地方。

4. 漏斗部(infundibulum)

由壶腹部延续而来,输卵管末端向外逐渐膨大而形成,末端形成伞端(fimbria)。伞端宽大,长度为1~1.5 cm,游离于腹腔中,中央有一开口为输卵管腹腔口,腹腔口周缘有多个指状突起呈放射状排列,称作输卵管伞毛,数量约有25个。输卵管伞端有"拾卵"作用。

（二）输卵管管壁的三层结构

输卵管管壁由内向外分为黏膜层、肌层、浆膜层(图1-2)。

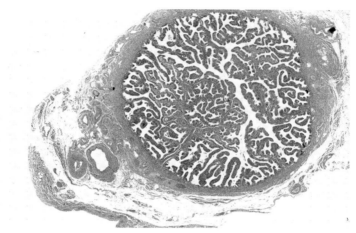

图1-2　输卵管管壁镜下图(HE×20倍)
输卵管管壁由黏膜、肌层和浆膜构成,黏膜由单层柱状上皮和固有层构成,形成纵行、分支的皱襞。

1. 黏膜层

黏膜层包括上皮层和固有层。输卵管全程覆盖黏膜层,其向管腔突出形成众多的皱襞样结构,并见二、三级分支突起。在输卵管各部位中,壶腹部黏膜层最厚,皱襞最多,而峡部及间质部皱襞较少。黏膜层受激素影响,有周期性的组织学变化,但不如子宫内膜明显。

1) 上皮层

上皮层由单层柱状上皮细胞构成,由于细胞结构不同,上皮细胞又可分为纤毛细胞、分泌细胞、楔形细胞(钉细胞)及未分化细胞等,最常见的是纤毛细胞(占上皮黏膜层的20%~30%),其次是分泌细胞(占上皮黏膜层的55%~65%),二者共占上皮黏膜层的90%以上。(图1-3)

(1) 纤毛细胞。纤毛细胞胞浆灰白,细胞核呈卵圆形。每个纤毛细胞上有50余根纤毛,长7~8 μm,每根纤毛与位于细胞膜下方的基础小体相连,纤毛表层是一层薄膜,由细胞膜延续而来,纤毛内有中央细丝,附着在中央鞘上。纤毛细胞在输卵管的远末端最明显,尤其是伞端黏膜内。纤毛细胞也会随着月经周期发生规律性变化,月经中期成为优势细胞,后逐渐减少,在月经期数量最少。在受孕周期内,纤毛细胞数量会继续减少。

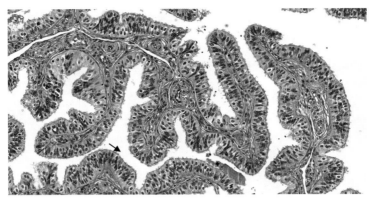
图 1-3　输卵管上皮黏膜层镜下图（HE×400 倍）

输卵管上皮黏膜层由单层柱状上皮细胞构成,分为纤毛细胞、分泌细胞、
楔形细胞(钉细胞)及未分化细胞等,箭头所示为纤毛细胞。

（2）分泌细胞。分泌细胞也被称作无纤毛细胞,胞浆深染,细胞核呈卵圆形,可见顶部细胞质空泡。分泌细胞主要分布在皱襞间及皱襞底部,在月经周期中,合成、积聚并释放合成物,随月经周期发生高度变化,包括外观形态的变化。值得注意的是,分泌细胞分泌的输卵管液具有许多重要的功能,将在本章第三节详细说明,这里不再赘述。

（3）楔形细胞(钉细胞)。楔形细胞核小而致密,细胞质很少。它被认为可能是衰老的分泌细胞或某种形式的储备细胞;也被认为可能是分泌细胞的前身,具有支持、固定输卵管的作用,可分泌输卵管液。此种细胞在月经前期及月经期数量增多。

（4）未分化细胞及其他细胞。未分化细胞又称游走细胞,是上皮储备细胞,可分化为不同的功能细胞。输卵管内可发现内分泌细胞,其功能尚不清楚;也可发现淋巴细胞,它属于黏膜相关淋巴系统的一部分。

2）固有层

固有层由疏松的纤维结缔组织组成,其内含有血管、淋巴管网及无髓鞘神经纤维,壶腹部处的血管极为丰富。

2. 肌层

输卵管肌层由内向外分为固有肌层、中层及浆膜下肌层。固有肌层又分为内、外纵行螺旋形肌束(方向相反)及中间环行密螺旋状肌束;中层为一层肌纤维网,其内有血管;浆膜下肌层为纵行肌束。也有部分相关文献称,输卵管平滑肌最内层的肌纤维为斜行排列,中层为环行排列,最外层为纵行排列。

输卵管间质部的肌层与子宫肌层相连,有明显的肌束环,向峡部移行时,肌层变厚,峡部的肌层最厚,后移行至壶腹部时,肌层由厚变薄,形成峡-壶腹连接部。以上所述的间质部、峡部、峡-壶腹连接部均具有括约功能。壶腹部及伞部的肌层较薄。纵行肌束向心性蠕动收缩,具有拾卵及输送受精卵的功能。

输卵管肌层内存在多种神经纤维及激素受体,受神经介质、雌孕激素、催产素及前列腺素等调控,其肌肉收缩活性在月经期最强烈,排卵后减弱。输卵管主要有伞部向峡部方向的蠕动,也有方向相反的逆蠕动。

3. 浆膜层

由间皮及富含血管的疏松结缔组织构成,是腹膜的一部分,也就是阔韧带的上缘,其与输卵管肌层结合疏松,易分离。

(三)输卵管的血供

1. 输卵管动脉

输卵管主要的供血动脉是卵巢动脉及子宫动脉,具体地说,是卵巢动脉输卵管支、子宫动脉输卵管支及输卵管峡支。

1)卵巢动脉输卵管支

卵巢动脉输卵管支主要供应输卵管伞部,约占输卵管血供的1/3。双侧卵巢动脉经骨盆漏斗韧带向内横行,经卵巢系膜进入卵巢门,在输卵管系膜内分出若干支供应输卵管,动脉末梢在子宫角与子宫动脉卵巢支吻合。卵巢动脉输卵管支分出1~2支伞支,沿输卵管系膜向外侧走行至伞部,然后分成3~5支,分布于输卵管伞部,并与子宫动脉输卵管支吻合。

2)子宫动脉输卵管支

子宫动脉输卵管支是输卵管的主要血供来源,约占输卵管血供的2/3。子宫动脉行至子宫角分为子宫底支、卵巢支、输卵管支。其中输卵管支分出20~30支,与输卵管长轴垂直,各支间互相吻合,围绕输卵管壁分布。

3)输卵管峡支

输卵管峡支为子宫底支的分支,分布于输卵管峡部,与输卵管支吻合。

2. 输卵管静脉

子宫底和子宫体上部的静脉在输卵管子宫开口处与子宫圆韧带起始段汇集成数条小静脉,从子宫角发出(1~5条),在子宫角处形成静脉丛,后汇合成1~3条静脉干(即行走于输卵管系膜内与输卵管平行的子宫静脉输卵管支)。输卵管静脉汇入后,由卵巢上方进入卵巢悬韧带中走行,接受了卵巢静脉丛后移行为卵巢静脉。

(四)输卵管相关神经、淋巴管

1. 输卵管神经

输卵管神经来自下腹下神经丛(交感及副交感神经),与卵巢神经丛分别支配峡部、间质部及壶腹部、伞部;卵巢神经丛在进入卵巢后,于子宫阔韧带内分成小支,分布于输卵管。输卵管内交感神经系统、腹下神经丛发出的长肾上腺素能纤维及近子宫阴道交接处神经元发出的短肾上腺素能纤维共同协调、控制输卵管肌肉的收缩,起到调节输卵管蠕动的作用。

此外,输卵管内含有丰富的传入感觉神经纤维。在临床中观察到的发生在不同部位的输卵管妊娠,疼痛性质差异很大,这可能与痛觉神经的分布有关。

2. 输卵管淋巴管

输卵管的黏膜层、肌层、浆膜层均有毛细淋巴管网,间质部和峡部的毛细淋巴管密集,壶腹部的淋巴管稀疏,毛细淋巴管网吻合成淋巴管丛,后发出集合淋巴管,在卵巢系膜处卵巢下丛与卵巢的集合淋巴管汇合,伴随卵巢动、静脉走行,后上行至腰淋巴结。目前有观点认为,输卵管和卵巢的集合淋巴管除上行外,当上行流路受阻时,可下行至盆腔淋巴结。由于淋巴管瓣膜的作用,淋巴液不会相互逆流,但当集合淋巴管阻塞时,可发生输卵管、卵巢淋巴液逆流的现象,造成淋巴转移,在临床诊断时,需要注意。

（五）输卵管的位置及毗邻结构

输卵管位于阔韧带上缘,与卵巢系膜之间有一输卵管系膜结构。输卵管系膜宽敞,活动度较大,可随子宫位置的变化而上下、左右游动和蠕动性收缩。系膜内含有输卵管的血管、淋巴管及神经。右侧输卵管与小肠、阑尾及右侧输尿管下段相邻,左侧输卵管与直肠、乙状结肠相邻。

第三节 输卵管的生理功能

输卵管并不单纯是一个通道,它在内分泌及神经系统的控制下可发生周期性变化,以完成卵子摄取、精子获能、卵子受精、受精卵发育及运输等一系列有规律的生物学效应,从而保证妊娠正常进行。

输卵管黏膜沿输卵管长轴向管腔突出许多皱襞。由于部位不同,皱襞的位置、数量均不同。由于在输卵管子宫端仅具有3～4个纵行嵴,因此在间质部、峡部横断面上略呈"十"字样的狭小宫腔,当纵行皱襞达峡部远端1/2段时,开始增多、增高,至壶腹部时充满宫腔,在横切面上宫腔充满了纵横曲折的黏膜,伞端切面呈高度树枝状。

输卵管黏膜由上皮纤毛细胞和分泌细胞组成。纤毛细胞表面有纤毛和微绒毛,纤毛细胞比较集中分布于皱襞嵴,沿皱襞斜面向下逐渐减少,至皱襞沟底,主要为无纤毛细胞。孕期妇女输卵管上皮纤毛细胞的数量呈周期性变化。增生早期,输卵管上皮纤毛细胞呈百分数增加;增生中晚期,伞部、壶腹部上皮纤毛细胞百分比最高。分泌早期,峡部纤毛细胞百分比达最高,壶腹部、伞部纤毛细胞数量下降;分泌中晚期,输卵管上皮纤毛细胞数量在壶腹部及伞部进一步下降,在峡部明显下降。在各个时期,伞部上皮纤毛细胞百分比最高,壶腹部其次,峡部最低。而分泌细胞,则在伞部最少,向峡部数量逐渐增多;排卵期分泌细胞具有发达的微绒毛,分泌功能旺盛;到分泌晚期微绒毛数量减少,细胞变矮而不整齐。

输卵管活动极其复杂,除本身肌肉自发的节段收缩和蠕动功能外,还包括输卵管系膜、卵巢悬韧带、子宫等的收缩。排卵期由于输卵管系膜、卵巢悬韧带的收缩,使伞部和卵巢接近,伞端大量纤毛与卵巢表面直接接触,通过纤毛摆动而将卵子吸入伞部开口。

(1)蠕动。一般从输卵管的伞端向子宫端蠕动,但也有反方向蠕动。通过蠕动推动卵子的运行,或阻止卵子的运行。

(2)分节运动。即使卵子在输卵管内发生往返的穿梭运动。

(3)痉挛收缩。这是环状肌的收缩活动,起括约肌的作用,阻止卵子的运行。

(4)弯曲运动。这由韧带(输卵管系膜、卵巢固有膜)内的平滑肌收缩完成的运动,使输卵管发生弯曲,有推动和阻止卵子运行的作用。

在整个生殖周期内,一般情况下壶腹部的运动比峡部弱,而峡部的收缩快而不强。输卵管的自动收缩随性周期进行,在频率和振幅方面都发生变化,排卵前输卵管运动最慢,在动情期和排卵期收缩达最强。

输卵管功能包括:拾卵、卵子运输、精子获能及受精卵运输、分泌输卵管液等。

(1)拾卵。输卵管伞部通过输卵管系膜和卵巢悬韧带的收缩,移动至排卵部位,借助收缩及伞端摆动产生的负压将卵子吸入输卵管内,后通过纤毛摆动向子宫方向移动。

(2)卵子运输。卵子进入输卵管后,悬浮于输卵管液内,排卵后30 h,卵子到达壶腹部-峡部连接处,在此停留30 h后迅速到达宫腔内。

(3)精子获能及受精卵运输。进入阴道的精子借助子宫角括约肌的松弛及输卵管肌肉运动,由间质部进入峡部,输卵管液为精子提供了适宜的微环境,输卵管液中的葡萄糖、乳酸盐、丙酮酸盐对精子的运动和呼吸均有直接作用,并在此获能,发生顶体反应。排卵后,精子从峡部缓慢进入壶腹部,与卵子结合,活力强的精子与卵子结合的机会大。在此过程中,输卵管液可输送精子,为精子及受精卵提供营养。输卵管内膜的组织形态、纤毛细胞分泌活动及输卵管蠕动受卵巢激素影响呈明显的周期性变化。纤毛运动在卵泡晚期最活跃,雌激素可促进纤毛细胞增生,强化其功能,增强输卵管收缩,引起峡部"闭合"。而孕激素则可以减少纤毛细胞生成,增强纤毛蠕动,引起峡部松弛,促进受精卵向宫腔内运动。此外,输卵管黏膜分泌的前列腺素 E_1(PGE$_1$)及 PGE$_2$可松弛输卵管肌肉,PGF$_{2\alpha}$可促进输卵管蠕动。

(4)分泌输卵管液。输卵管液是一种透明、无嗅、稍浑浊的液体,由输卵管黏膜上皮细胞分泌的浆液与血管渗出液混合形成,pH 为 7.28~7.7,其分泌也具有周期性变化。输卵管液随月经周期而变化,每日分泌量为 0.1~20 mL,排卵前后分泌量最高,分泌期最少。输卵管液呈淡黄色、透明、无味,平时是由输卵管流向腹腔方向,但在排卵期则大部分流向子宫。输卵管液富含多种维生素、无机盐、糖、氨基酸和各种酶,并有特定的蛋白质成分,包含清蛋白、球蛋白和糖蛋白。其中糖蛋白是输卵管液中特有的蛋白,有助于精子获能、受精及早期胚胎发育。输卵管液在围排卵期分泌增加,有利于精子由间质部向壶腹部运动及受精卵向宫腔的输送。

第四节　输卵管病理

一、先天发育异常

输卵管先天发育异常在临床上较罕见,由副中肾管头端发育受阻引起,通常与子宫先天发育异常并存。其主要类型包括:输卵管缺如、输卵管发育不全、双输卵管、副输卵管、伞端缺失或闭锁等。

(1)输卵管缺如。单侧输卵管缺如可表现为单角子宫和输卵管,常伴同侧泌尿系统发育异常;也可表现为双侧输卵管缺如。

(2)输卵管发育不全。输卵管发育不全又称幼稚输卵管,表现为输卵管细长弯曲或短小不足、肌肉发育不全、无管腔或部分管腔阻塞,可能存在输卵管憩室现象。

(3)双输卵管。子宫一侧或两侧出现两条发育正常的输卵管,常在宫角处合并后与子宫腔相通,发病机制不明。

(4)副输卵管。副输卵管表现为附着在正常输卵管之上的外观呈茎状、末端呈不同伞状的小型输卵管,多从输卵管壶腹部伸出,长1~3 cm,附着处呈盲端,亦有极少数与管腔沟通。

(5)伞端缺失或闭锁等。

二、非肿瘤性病变

(一)输卵管炎症性病变

输卵管炎症性病变(inflammation of the fallopian tube)主要包括感染性输卵管炎及其他伴有炎细胞浸润的非肿瘤性病变。炎症性病变会改变输卵管的结构和功能,阻塞精卵结合的通道,导致不孕的发生;同时由于炎症引起的盆腔输卵管周围的粘连,亦可能造成盆腔内环境的紊乱,影响免疫因子分泌平衡,同样会影响胚胎的发育过程,导致不孕或者不良妊娠。炎症传播有三种形式:① 沿生殖器官黏膜上行感染;② 致病菌沿阴道上部及宫颈旁腹膜后淋巴系统向输卵管蔓延,感染部位从输卵管卵巢表面开始,常见于流产后、产褥期及放置宫内节育器后的感染;③血行感染,由感染灶经血行感染腹膜后感染输卵管,常见于结核性输卵管炎。

输卵管炎症主要有感染性输卵管炎(infectious salpingitis)、结节性峡部输卵管炎(salpingitisisthmicanodosa,SIN)、黄色肉芽肿性输卵管炎(xanthogranulomatoussalpingitis)、假黄色瘤性输卵管炎(pseudoxanthomatoussalpingitis)、输卵管假癌样增生(pseudocarcinomatous hyperplasia)5种。

1. 感染性输卵管炎

感染性输卵管炎属于盆腔炎性疾病(pelvic inflammatory disease,PID)的一种,美国每年有近百万妇女患急性输卵管炎,由于许多病理呈亚临床表现,因此实际患病人数可能更多。感染性输卵管炎主要包括非肉芽肿性输卵管炎及肉芽肿性输卵管炎。

1)非肉芽肿性输卵管炎

非肉芽肿性输卵管炎(non- granulomatous salpingitis)主要由淋病奈瑟菌、沙眼衣原体、支原体、厌氧菌(如类杆菌、梭菌及链球菌)及其他微生物(如流感嗜血杆菌、A类链球菌、放线菌等)感染所致,一般病原体由下生殖道向上生殖道传播(即穿过宫颈管、宫腔进入输卵管内),而炎症是沿黏膜蔓延。输卵管炎常反复发作,最终可造成10%的患者不孕及3%的患者异位妊娠。

输卵管炎的发展遵循由急性到慢性炎症再到粘连的过程,即由输卵管黏膜水肿开始,进展为输卵管积脓,继发输卵管-卵巢脓肿,最终形成输卵管积水或输卵管-卵巢粘连。具体如下:

(1)急性输卵管炎(acute salpingitis)。输卵管膨大,水肿见红斑。输卵管黏膜皱襞水肿,腔内中性粒细胞浸润并见脓液,浆膜面可见纤维素性脓性分泌物(图1-4)。急性输卵

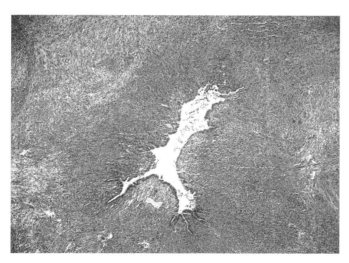

图1-4　急性化脓性输卵管炎镜下病理图(HE×40倍)

输卵管管腔、黏膜和肌层含大量中性粒细胞、纤维蛋白碎片等。

管炎有不同的疾病转归:部分患者痊愈,输卵管恢复正常;部分患者治疗后皱襞丧失、扩张融合,形成慢性输卵管炎;部分患者脓肿吸收后形成积水或输卵管-卵巢囊肿。

(2)输卵管积脓(pyosalpinx)。伞端闭塞导致脓液潴留在输卵管管腔内。

(3)输卵管积液/积水(hydrosalpinx)。输卵管内脓液吸收,形成清亮液体,管壁变薄、扩张,黏膜皱襞消失,伞端闭塞、融合,形成囊性扩张的输卵管(图1-5、图1-6)。

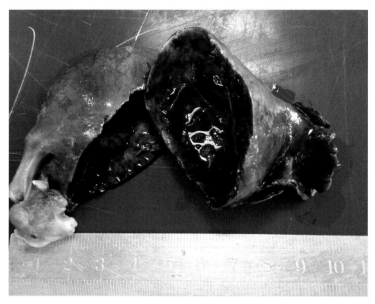

图1-5　输卵管积水大体标本图

大体输卵管管腔扩张,呈囊状,管壁菲薄,伞端闭锁。

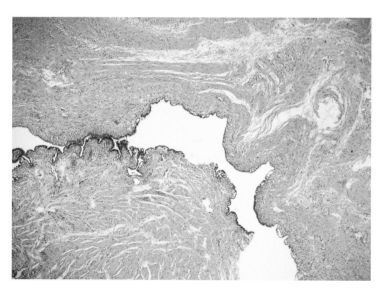

图1-6　输卵管积水镜下病理图(HE×100倍)

输卵管管腔扩张,管壁菲薄,黏膜层萎缩,可见残留的小皱襞。

（4）慢性输卵管炎（chronic salpingitis）。输卵管壁增厚、充血，皱襞开始融合，表面常有粘连，管腔内形成分割的通道，炎症可活跃，也可在愈合后逐渐减弱、消失。慢性炎症会破坏输卵管结构，导致不孕。

（5）滤泡性输卵管炎（follicular salpingitis）。慢性炎症的一种，输卵管皱襞融合明显，形成滤泡样网络结构。

（6）输卵管－卵巢脓肿（tubo-ovarian abscess）。输卵管脓性分泌物与卵巢粘连，并形成腔隙，后以纤维化形式愈合。

2）肉芽肿性输卵管炎

肉芽肿性输卵管炎（granulomatous salpingitis）非特异性病变，可继发于感染因素（结核分枝杆菌、放线菌、寄生虫等）或非感染因素（结节病、Crohn病或异物巨细胞反应，如黄色肉芽肿性输卵管炎等）。此类病变往往形成特征性的肉芽肿，其内巨细胞众多，嗜酸性胞质丰富。

在镜下观察时，上皮样细胞肉芽肿常位于上皮固有膜内，肌层也可有不同程度淋巴细胞浸润及纤维化，比较具有代表性的是输卵管结核（tuberculoussalpingitis）（图1-7）。

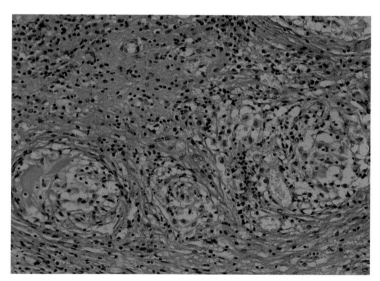

图1-7 结核性输卵管炎镜下病理图（HE×200倍）

黏膜层出现典型的上皮样组织细胞和淋巴细胞组成的肉芽肿反应，排列成结节状，可见多核巨细胞，本例未见干酪样坏死。

输卵管结核常继发于肺结核，由血源播散而来，镜下可见Schaumann小体（同心层状钙化体）。据报道，80%～90%的生殖道结核累及输卵管，其中90%累及双侧输卵管，80%同时累及子宫内膜，在子宫输卵管造影（hysterosalpingography，HSG）图像上可有一定特殊表现。输卵管结核患者大多很年轻，常见临床表现为月经不规律、盆腔疼痛及不孕。

2. 结节性峡部输卵管炎

结节性峡部输卵管炎又被称作腺肌输卵管炎(adenomyosalpingitis)、输卵管腺肌病(adenomyosis of the fallopian tube),其与平滑肌增生有关。SIN是峡部的输卵管上皮憩室性的假浸润性病变,其发病率为0.6%～11.0%,多见于23～43岁女性,其病因及发病机制尚不清楚,可能与炎症、先天性发育有关。SIN大体检查,峡部可见一个或多个直径为1～2 cm的结节,浆膜面光滑,病变组织质地较硬,仔细观察可见一些扩张的憩室。低倍镜下整个肌层内可见呈圆形至拉长扩张的增生腺体,伴有平滑肌结节性增生和管壁增厚(图1-8)。增生的腺体呈环形或漩涡状围绕着中央扩张的输卵管腔。腺体由形态温和的输卵管型上皮组成,通常缺乏间质反应。

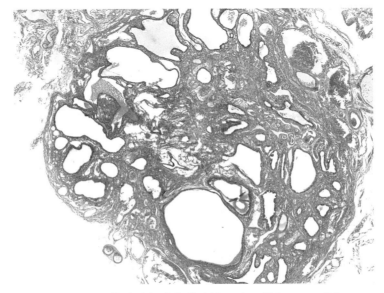

图1-8 结节性峡部输卵管炎镜下病理图(HE×40倍)
腺体呈圆形或不规则形在输卵管肌层内浸润性生长,周围平滑肌增生。

SIN常无典型临床表现,在异位妊娠、不孕症诊疗过程中可偶然发现,其好发于右侧输卵管,概率为63%,左侧发现概率为33%,发生于双侧的概率仅为4%,病变位置主要是峡部(72%),同时累及峡部和壶腹部(28%),极少单独累及壶腹或伞部。SIN有特征性HSG表现,需与输卵管结核辨别。

3. 黄色肉芽肿性输卵管炎

黄色肉芽肿性输卵管炎一种特殊类型输卵管炎症,常由大肠杆菌引起,镜下见输卵管内急、慢性炎细胞浸润,混有泡沫细胞。值得注意的是,造影时所用碘油反应也可导致黄色肉芽肿性输卵管炎。

4. 假黄色瘤性输卵管炎(pseudoxanthomatoussalpingitis)

假黄色瘤性输卵管炎的病理是:子宫内膜皱襞及管壁内见大量吞噬了脂褐素的泡

沫状巨噬细胞(图1-9),伴有出血、含铁血黄素沉积,并伴有少量浆细胞、嗜酸性及中性粒细胞浸润。但总体来说,炎症是这个疾病的次要成分。

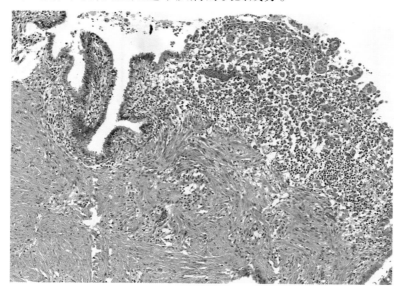

图1-9　假黄瘤性输卵管炎镜下病理图(HE×100倍)

充满脂褐素和含铁血黄素的巨噬细胞沉积于输卵管固有层。

5. 输卵管假癌样增生

输卵管假癌样增生罕见,表现为输卵管上皮显著增生并伴有核的异型性,因与急、慢性输卵管炎有关,故放在输卵管感染性病变讨论,其与输卵管癌在影像学特征中有重叠,需术中冰冻切片确诊。

(二)子宫内膜异位症

子宫内膜异位症(endometriosis,EM)与女性不孕症密切相关,在不孕症女性中的发生率为20%~50%,但其机制尚未完全阐明。据有关文献介绍,EM可造成输卵管阻塞、积水、周围粘连及微观结构改变,异位病灶的存在使输卵管黏膜纤毛摆动障碍、肌层收缩减弱、输卵管内液成分异常,最终造成女性生育能力下降。总的来说,EM对输卵管的结构和功能均有破坏。

1. 输卵管结构破坏

1)输卵管微观结构改变

EM患者腹腔液中多种细胞因子会损伤输卵管黏膜,导致输卵管微观结构受损,如黏膜粘连、结节形成、黏膜皱襞消失或肥大等。值得注意的是,输卵管EM,即有功能的子宫内膜腺体和间质在输卵管种植、生长(图1-10),对输卵管的损伤更大,可造成多种微观的形变形态,如子宫内膜样息肉、输卵管腺肌病、管腔内EM等,其最终将破坏输卵管黏膜皱襞,刺激纤维组织增生,影响输卵管的功能。仅有子宫腺肌病而无EM的患者,输卵管往往不受影响,而在近期的研究中发现输卵管内特洛细胞(telocytes)损伤可能与EM有关。

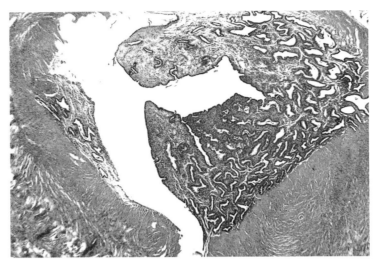

图1-10　输卵管子宫内膜异位症镜下病理图(HE×40倍)

输卵管黏膜层被异位的子宫内膜腺体及间质取代。

2)输卵管形态学异常

EM常与输卵管微小病变及输卵管伞端病变有关,如输卵管包茎(fimbrialphimosis)、输卵管卷曲(convoluted oviduct)、副输卵管(accessory tubes)、输卵管囊性变(tubal sacculation)、输卵管伞粘着(fimbrial agglutination)等,输卵管憩室(diverticulum)、输卵管副伞口(accessory ostium)等病变会影响输卵管拾卵等功能的正常发挥,从而引起不孕、异位妊娠等情况。

3)输卵管通畅度改变

有研究认为,中、重型(AFS分期)EM患者的盆腔内呈持续慢性炎症改变,盆腔组织纤维化、粘连,可使输卵管走行迂曲、形态僵直、积水。另有研究表明,EM患者输卵管常无明显解剖学异常,HSG提示的输卵管阻塞由黏液栓、组织碎屑等物质潴留引起或为一过性的管腔痉挛狭窄;若输卵管确有EM病灶,其将随月经周期发生周期性肿胀、出血,引起功能障碍,阻碍不定形物质排出,影响输卵管通畅度。

2. 输卵管功能受损

输卵管功能是否受损主要取决于3个因素:输卵管黏膜纤毛运动、输卵管肌层结构及输卵管液。

1)输卵管黏膜纤毛运动

EM损伤纤毛细胞,降低纤毛细胞百分比及纤毛摆动频率,其潜在的原因可能是EM患者腹腔内环境紊乱(细胞炎症因子白细胞介素-6、前列腺素、肿瘤坏死因子α、表皮生长因子等),抑制纤毛活动。

2) 输卵管肌层结构

在输卵管肌层收缩过程中,连续的张力性收缩位于输卵管子宫开口处、峡壶腹部交界处,以控制精子、卵细胞和受精卵,只有当壶腹部受精环境或子宫内膜容受性适宜时,才允许通过;短暂、高频的周期性收缩促进精子、卵细胞和受精卵与输卵管液充分接触、相互作用;此外,伞部平滑肌收缩进行拾卵。EM会降低肌层收缩力及收缩频率,易造成不孕或输卵管异位妊娠。

3) 输卵管液

输卵管液中的各种成分对输卵管纤毛活动和肌层收缩起调节作用。EM患者腹腔内多种炎性因子水平升高,促炎因子占主导的腹腔液和输卵管液可导致输卵管纤毛细胞损伤、纤毛活动异常及输卵管肌层异常收缩。

（三）输卵管妊娠

输卵管妊娠(tubal ectopic pregnancy)是异位妊娠(ectopic pregnancy,EP)的一种,EP在早孕期妇女中的发生概率为2%～3%,其中输卵管妊娠占90%以上。在输卵管妊娠中,又以壶腹部妊娠多见,概率为50%～70%,峡部妊娠的概率为10%～15%,伞部妊娠的概率为5%～10%,间质部妊娠少见,概率为2%～5%。

受精卵在输卵管内种植后,滋养层可进入输卵管肌层,妊娠囊继续生长,绒毛浸润输卵管壁,发生变性、坏死、穿透等改变,严重时可引发输卵管破裂和大出血等严重并发症(图1-11)。

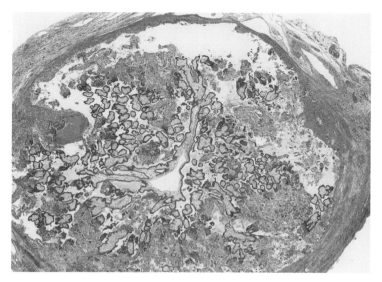

图1-11　输卵管妊娠镜下病理图(HE×20倍)

输卵管腔内见滋养细胞及胎盘绒毛组织,管壁可见着床部位。

输卵管妊娠时,纤毛细胞比例降低,纤毛排列紊乱,线粒体数量减少;分泌细胞数量增多,表面微绒毛稀少,具有合成分泌功能的细胞器减少;固有层水肿明显,基底细胞活性增强,炎性细胞浸润增多。以上这些改变,既可能是输卵管妊娠的原因,又可能会加重输卵管功能的损害,使管壁增厚,管腔狭窄甚至堵塞,从而降低生育功能。在妊娠输卵管的非妊娠部位,纤毛细胞数量减少,纤毛排列紊乱,分泌细胞数量增多。值得一提的是,妊娠的输卵管粘膜损伤并不局限于妊娠部位,其他部位也有损伤。

有研究表明,输卵管妊娠发生后,保留输卵管手术与MTX治疗相比,二者在输卵管通畅率、重复异位妊娠和后续自然妊娠率方面均无差异。在输卵管妊娠治疗后评估输卵管功能,HSG可发挥作用。

(四)输卵管手术相关病变

输卵管手术相关病变包括输卵管结扎后复通损伤、输卵管积水伞端整形损伤、输卵管妊娠保守手术损伤及医源性损伤等。

三、肿瘤及瘤样病变

输卵管肿瘤发病率低,良性肿瘤更为罕见,根据世界卫生组织(WHO)发布的2020年第5版《女性生殖道肿瘤分类》(蓝皮书),有如下肿瘤及瘤样病变:① 上皮性肿瘤;② 浆液性腺纤维瘤和乳头状瘤;③ 浆液性交界性肿瘤;④ 高级别浆液性癌;⑤ 子宫内膜样癌;⑥ 癌肉瘤;⑦ 瘤样病变;⑧ 输卵管旁囊肿;⑨ 输卵管上皮增生;⑩ 输卵管-卵巢脓肿;⑪ 结节性峡部输卵管炎;⑫ 化生性乳头状病变;⑬ 胎盘部位结节;⑭ 黏液化生;⑮ 输卵管内膜化生;⑯ 混合性上皮间叶肿瘤;⑰ 腺肉瘤;⑱ 生殖细胞肿瘤;⑲ 畸胎瘤。

需要提及的是,HSG对诊断输卵管肿瘤价值不大,CT和MR扫描有助于肿瘤定位及分期。

第五节　子宫解剖、生理及病理

一、子宫解剖及生理

子宫(uterus)常呈倒置梨形,上端称为子宫底(fundus of uterus),两侧为子宫角,与输卵管相通,子宫底与峡部之间的部分为子宫体(uterine body),下部较窄部分为子宫颈(cervix uteri),宫颈长2.5~3.0 cm,宫颈黏膜皱襞呈棕榈叶状,在造影时子宫颈与宫体相接的部分称为子宫峡部(isthmus of uterus)。

子宫壁围绕形成子宫腔（uterine cavity），呈上宽下窄的三角形裂隙，HSG可显示子宫腔形态。子宫壁由浆膜层（serosal layer）、肌层（myometrium）、内膜（endometrium）组成。

子宫位于小骨盆中央，在膀胱与直肠之间，一般呈前倾前屈位，常有位置变化，也可左、右偏移；HSG上可表现为倒三角形、三角形、梭形或不规则形。维持子宫位置的韧带有数条：圆韧带，位于子宫角前下方，主要作用是维持子宫前倾；阔韧带，从子宫两侧向外移行，外1/3也叫卵巢悬韧带，主要限制子宫向两侧移动；主韧带，位于阔韧带下部，可固定宫颈；子宫骶骨韧带，向后牵宫颈，保持子宫前倾；耻骨宫颈韧带，位于宫颈前面，限制子宫后倾后屈（图1-12）。

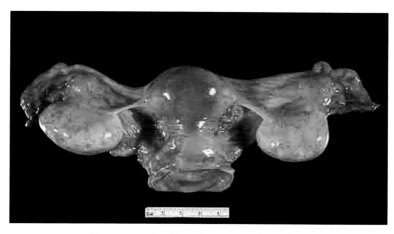

图1-12　子宫及附件的正常解剖及大体

子宫的血供主要来自子宫动脉（uterine artery）；子宫静脉（uterine veins）伴随同名动脉走行，起自内膜中的小静脉，注入髂内静脉；子宫壁内有淋巴毛细管网，子宫的淋巴回流比较广泛，淋巴管自子宫向周围分散走行。在HSG中，偶可见造影剂淋巴管网、静脉返流，需注意识别。子宫的神经来自下腹下神经丛（inferior hypogastric plexus），形成子宫阴道丛（uterovaginal plexus），其内有交感及副交感神经纤维，引起血管、平滑肌收缩、扩张，宫颈、宫体及宫底均有痛觉纤维传入相应脊髓后角，宫颈的痛觉纤维经副交感神经传入，可能与牵拉宫颈引起迷走神经亢进有关。

二、子宫病理

（一）子宫畸形

参照美国生育学会（AFS）的分类方法，可将子宫畸形的情况归纳为7种类型：① 子宫未发育或发育不全；② 单角或残角子宫；③ 双子宫；④ 双角子宫；⑤ 纵隔子宫（完全性纵隔子宫及不完全性纵隔子宫）；⑥ 弓形子宫；⑦ 己烯雌酚（diethylstilbestrol，DES）相关的子宫畸形,国内罕见。

(二)常见子宫病变

子宫病变种类多样,由于HSG诊断效能有限,主要依靠一些间接征象起到提示作用,如需确诊需要进行进一步的临床检查。对以下病变,HSG具有一定的诊断效能:

1. 宫腔粘连

1)概述

宫腔粘连(intrauterine adhesions,IUA)发生于子宫内膜基底层损伤后子宫肌壁间相互粘附;其修复过程包括炎症期、组织形成期、组织重建期3个短暂重叠的时期;由于子宫内膜的修复多为不完全再生,其功能受损,最终形成瘢痕。多次人工流产、刮宫所致的IUA发生率高达25%~30%,已经成为月经量减少、继发不孕的主要原因。

2)病理

通过宫腔镜下对粘连带的窥检,可初步判断其组织学类型,主要有以下3种病理类型:

(1)内膜性粘连。由子宫内膜形成,表面与子宫内膜相似,质脆色白,柔软,宫腔镜下呈竖琴状或布帘状。

(2)肌纤维性粘连。由平滑肌及纤维组织构成,表面有薄层内膜覆盖,可见到内膜的腺体开口。粘连表面呈粉红色,形态较粗,质地坚韧,粘连带组织内有较多微血管。

(3)结缔组织性粘连。形成时间较长,粘连结缔组织化,表面无内膜覆盖,形态粗大而广泛,色苍白无出血,质地坚韧。

3)影像学检查

宫腔镜检查能全面评估宫腔形态、子宫内膜分布及损伤程度,是诊断IUA的准确方法,有条件应作为首选检查方法。

HSG和宫腔声学造影检查可在无宫腔镜检查条件下选择。HSG可同时了解宫腔形态及输卵管通畅情况,但与宫腔镜诊断相比,其阳性预测值仅约50%。由于子宫腔内的气泡、黏液及子宫内膜碎片等均可造成影像学报告上充盈缺损的假阳性征象,因此,对于子宫腔内病变,如IUA、子宫内膜息肉、黏膜下肌瘤及子宫畸形等的诊断,假阳性率高达74.4%。

夏恩兰等认为,HSG可评价宫内口和宫腔的形态,描述宫腔粘连。若粘连未完全封闭宫腔,则可显示剩余宫腔形态;若HSG显示单发或多发的充盈缺损,则诊断IUA较可靠。HSG能判断宫腔的封闭程度,但不能确切反映宫腔粘连的程度和范围,不能提示粘连的坚韧度和类型;而且HSG对轻度、稀疏的粘连带常漏诊,中央型粘连常被误诊为鞍状子宫,一侧宫角封闭的粘连易被误诊为单角子宫。IUA经HSG确诊的仅36%。

2. 憩室

1）概述

子宫憩室分为先天性和后天性,先天性与胚胎发育异常有关,属于胚胎发育时副中肾管发育异常所致,憩室于宫腔位置不确定;后天性憩室也称假憩室。子宫切口憩室属于后天性憩室,又称子宫瘢痕憩室,位于子宫下段或宫颈管近内口处。剖宫产术后子宫瘢痕憩室(cesarean scar diverticulum,CSD)又称剖宫产术后子宫切口缺损(previous cesarean scar defect,PCSD),指剖宫产术后子宫切口愈合不良,子宫瘢痕处肌层变薄,形成一与宫腔相通的凹陷或腔隙,导致部分患者出现一系列相关的临床症状。

任何干扰子宫切口愈合的因素,如手术方式、缝合技术、机体抵抗力、产科因素、力学因素、代谢因素、创口感染、内膜缝合入切口、切口端积血等,均可使切口发生不同程度的愈合缺损,最终导致憩室的形成。

2）病理

术后病理检查显示,PCSD内附增生的子宫内膜,内膜拥挤悬吊于瘢痕之上;个别病例可见憩室内膜与子宫腔内膜发育不同步现象;还可见到残留缝线、淋巴细胞浸润、游离的红细胞等。

3）影像学检查

影像学检查主要有三维经阴道超声(TVUS)、HSG、宫腔声学造影(sonohysterography,SHG)、MRI及宫腔镜检查等。辅助检查手段有特征性的表现。

HSG表现为子宫下段的囊状结构或呈线状、带状缺损。钱朝霞等人的研究认为,可将HSG中所见子宫切口憩室分为三型:轻型者为楔形,无明显经期改变者;中型者为囊袋状,根据囊袋大小及边缘光整度不同可有经期改变,也可无明显临床症状;重型者为团状或卷发状,边缘毛糙,有明显经期改变者且术中有经血流出。

HSG作为一种检查为主的手术,多用于检查输卵管的通畅程度,极少用于对宫腔占位性病变、异常子宫出血病因的检查。HSG对提高子宫腔切口憩室的诊断的阳性率具有一定的优势。检查时必须从宫颈外口开始加压推注造影剂,方能全程显影宫颈管和宫颈内口的情况,从而不易遗漏憩室。发现憩室一定要转动体位了解憩室与子宫腔之间位置关系,必要时牵拉子宫呈中位,有助于更好地显示子宫腔及憩室情况。

MRI特征表现为子宫前壁下段可见瘢痕影,局部变薄,龛影与宫腔相通。CSD信号表现为T1加权成像(WI)等信号或高信号、T2WI高信号,其矢状位龛影形态大致可分为浅凹陷、三角形、小囊形及囊袋形4种。MRI扫描T2序列子宫瘢痕处呈低信号,对应部位的局部子宫肌层变薄,宫腔面内陷。T1WI序列增强扫描显示成熟的子宫瘢痕供血少,不强化或轻度强化,憩室显示明显,与宫腔相通。MRI检查在显示软组织方面更具优势,能从多个平面更好地观察子宫瘢痕部位和所有子宫肌层的中断情况。

3. 子宫腺肌病

1）概述

国内前些年对子宫腺肌病的称谓较为混乱,有子宫腺肌症、子宫肌腺病等多种称谓,中华医学会妇产科分会认为应统一称为子宫腺肌病(endometriosis)。

2）病理

子宫腺肌病是正常子宫内膜侵入肌壁间形成的一种良性病变,伴随有邻近平滑肌细胞增生、肥大,根据其生长方式可分为弥漫型和局限型两种。大体病理上,弥漫型表现为子宫均匀增大,局限型表现为子宫不均匀增大。切面可见在增厚的子宫壁中散在大小不等的腔隙,部分腔隙内见血性或巧克力色液体,部分腔隙周围见增生肥大的平滑肌纤维呈漩涡状排列(图1-13)。镜下观,以上腔隙为出血或未出血的异位内膜腺体及间质,周围可见增生肥大的平滑肌纤维(图1-14)。

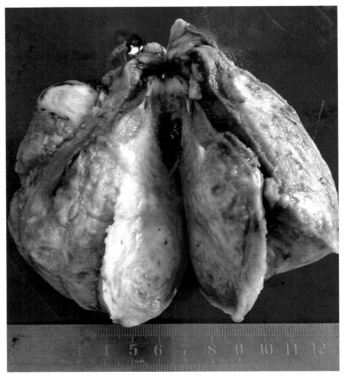

图1-13　子宫腺肌病大体标本

子宫增大,呈球形,切面子宫肌壁弥漫增厚,见散在出血点及小囊腔。

3）影像学检查

与腺肌病相关的MRI发现包括:肌层增厚,不规则边界的结合带,局灶性病灶或结合带与子宫外肌层厚度比率增加。有学者将MRI影像和组织学发现进行比较,结果发现,只有结合带厚度达到或超过12 mm时,才能预测内膜组织在肌层内浸润超过2.5 mm或更深。

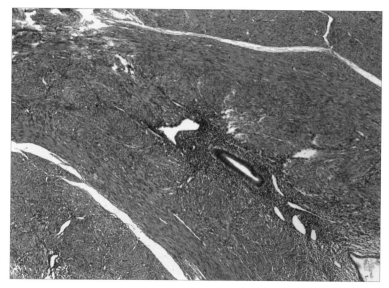

图 1-14　子宫腺肌病镜下观

子宫肌层内见异位的子宫内膜腺体和间质。

HSG对子宫腺肌病的诊断价值有限,对于一些病灶较多,宫腔体积缩小的患者,HSG可表现为细线、条片状。

4. 子宫肌瘤

1）概述

子宫肌瘤(uterine fibroids)是子宫平滑肌组织增生而形成的良性肿瘤,是女性最常见的良性肿瘤。子宫肌瘤的发病率难以准确统计,估计育龄期妇女的患病率可达25%,根据尸体解剖统计的发病率,可达50%以上。子宫肌瘤的大小、数目及生长的部位可以极不一致,从而使子宫的大小及形态各异。按生长部位分为子宫体肌瘤和子宫颈肌瘤,前者约占90%,后者仅占10%。根据肌瘤与子宫壁的关系,分为4种:肌壁间肌瘤、黏膜下肌瘤、浆膜下肌瘤及阔韧带肌瘤。

2）病理

(1)大体观。子宫肌瘤的颜色呈灰白色或略带红色,切面平滑,肌束纵横交织呈旋涡状纹理及编织样结构。较大的肌瘤有时为多个肌瘤结节聚合在一起,呈不规则形状(图1-15)。子宫肌瘤也可表现出类似恶性肿瘤的蔓延,或转移方式形成播散性平滑肌瘤,或向血管内生长,甚至可到达心脏内,形成血管内平滑肌瘤。子宫肌瘤常见的退行性变有萎缩、透明变性、黏液变性、囊性变、红色变性、脂肪变性和钙化等。

(2)镜下观。典型的子宫肌瘤是由平滑肌分化的细胞组成的良性肿瘤。镜检时,肿瘤的平滑肌细胞为大小一致的长梭形、纺锤形,细胞界限不清楚;细胞核呈温和一致的长杆状,核的两端圆钝,状似"雪茄烟";染色质细小,分布均匀,可见小核仁,有丰富纤细的嗜酸性胞质。肌瘤细胞常纵横交错,排列成编织的束状或漩涡状,失去正常肌层的层次结构（图1-16）。肌瘤周边正常肌层常因受压萎缩形成分界清楚的"包膜",因其并非真正的纤维性包膜而被称之为假包膜。

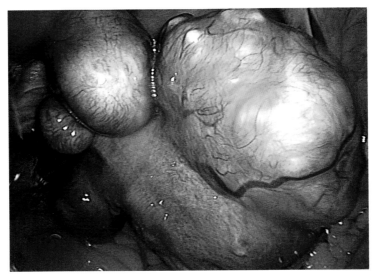

图1-15　子宫肌瘤大体观

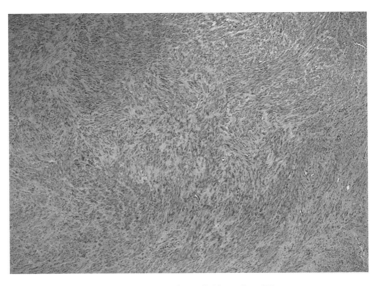

图1-16　子宫肌瘤镜下病理图

3）影像学检查

子宫肌瘤的影像学检查方法主要是超声和MRI。部分患者可能会在HSG检查时,偶然会被发现宫腔内类圆形充盈缺损区。HSG的表现无特异性,且基本只能对突入宫腔内的黏膜下肌瘤起到一定的提示诊断作用。

5. 子宫内膜息肉

1）概述

子宫内膜息肉（endometrial polyps）是由子宫内膜腺体及含厚壁血管的纤维化子宫内膜间质构成的突出于子宫内膜表面的良性结节，是常见的子宫内膜病变之一，可引起子宫异常出血与不孕，可恶变。

在不孕患者中，子宫内膜息肉的患病率增加明显。据相关研究称，不孕患者的子宫内膜息肉患病率为2.8%～34.9%（与检查手段有关）。

2）病理

子宫内膜息肉是子宫内膜基底层局限性增生，带蒂突向宫腔，由分布不规则的内膜腺体和间质组成，一般包括间质成分（少量致密的纤维结缔组织）、厚壁血管以及子宫内膜腺体（图1-17）。息肉内常见单纯型或复杂型增生，伴或不伴有整个子宫内膜增生。子宫内膜息肉可在子宫颈及宫腔的任何位置存在。单发性息肉多位于宫底部，其次为宫角；多发性息肉位于宫腔多个部位，呈弥漫性增长。子宫内膜息肉按照来源及特点可分为4种类型：

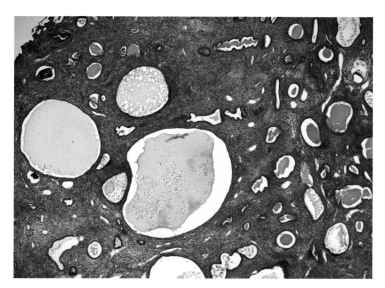

图1-17　子宫内膜息肉镜下病理图

子宫内膜腺体增生，腺体不规则，纤维性间质伴多量扩张的血管成分。

（1）功能性息肉。来源于成熟子宫内膜，可随月经呈周期性变化，部分或全部自行脱落，不需要治疗。

（2）非功能性息肉。来自未成熟子宫内膜，仅少部分保持基底内膜形态，大部分在雌激素的影响下持续增生，形成单纯性、复杂性增生。

（3）腺肌瘤样息肉。子宫内膜息肉内含有平滑肌成分，是一种特殊的少见类型，与普通的子宫内膜息肉无异,其形态为带细小蒂,自宫腔底部长出,组织学上含有大量的内膜腺体,同时混杂有平滑肌成分和厚壁血管。

(4)绝经后息肉。又称萎缩性息肉,即内膜腺体及间质呈萎缩性改变。

3)影像学检查

经阴道彩色多普勒超声(TVS)是目前最常用的评价子宫内膜的方法。子宫内膜息肉典型超声表现为:内膜线中断,多数表现为强回声,可位于宫腔、宫颈管或宫颈外口。但息肉较小时,检查的准确性下降。宫腔声学造影(SHG)则是将膨宫造影剂引入宫腔,宫腔膨胀后,造影剂与子宫内膜形成鲜明的对比,便于观察病变内膜形态,从而推断子宫内膜病变的性质。宫腔镜可清楚地看见息肉,在刮宫或切除息肉时不会遗漏。Bingol等通过比较TVS、SHG、宫腔镜3种方法诊断绝经后子宫异常出血患者的宫腔病理改变发现,TVS诊断的敏感度为70.0%,特异度为50.0%;SHG诊断的敏感度为89.6%,特异度为77.3%;宫腔镜诊断的敏感度为92.3%,特异度为80.7%。

子宫内膜息肉在HSG上的表现为充盈缺损或多发充盈缺损,可见蒂,但由于是二维图像,与子宫肌瘤、黏液等较难鉴别,导致HSG对于EP的诊断与宫腔镜检查相比,敏感度较高(98%),但特异度较低(34.6%),阳性预测值为28.6%。

也有研究认为,实时观察可以较准确地观察到造影剂早期充盈宫腔的图片,此时观察子宫的微小充盈缺损等细微异常最为清晰,使子宫内膜息肉等宫腔异常的诊断敏感度由常规读片的27.8%提高到72.2%。

关菁等认为,子宫内膜息肉图像特异,为宫腔内的充盈缺损,易于诊断,因此造影诊断特异度达到94.23%~100%。然而其灵敏度很低,只有12.50%~25.00%,假阴性率(漏诊率)高达75.00%~87.50%。主要是由于水溶性造影剂粘稠度低,显影迅速,如果错过观察造影剂充盈宫腔早期时的图像,等到造影剂完全充盈宫腔时,一些小的充盈缺损就很难发现,造成临床的漏诊。

6. 其他HSG征象

主要有宫腔内气泡、黏液、子宫内膜碎片、宫颈机能不全等征象。其中,宫腔内气泡主要是由于造影管排气不净导致;黏液及子宫内膜碎片在造影检查时常见,主要是自体宫腔内物质,可随体位改变而移动。以下将主要介绍宫颈机能不全的征象。

1)概述

宫颈机能不全,是指当宫颈结构与功能发生异常时,在妊娠中晚期,宫颈不能发挥类似括约肌的作用,或当宫内妊娠物的重量超过宫颈内口承受力时,导致宫颈机械性扩张而导致反复流产或早产的情况。宫颈机能不全主要表现为妊娠中晚期出现无痛性宫口扩张、宫颈管缩短、羊膜囊膨出、胎膜早破进而发生流产、早产,而在孕前及孕早期通常无任何临床表现。其发生率为0.1%~1.0%,约15%的中孕期复发性流产原因为宫颈机能不全。

2）病理

宫颈是胎儿与阴道之间的屏障，是动态变化的组织结构。妊娠期，宫颈内在组织成分发生一系列变化继而引起解剖结构的变化，这种情况称为宫颈重塑；宫颈组织结构先天发育异常或者宫颈手术可致宫颈机能不全，引起自发性早产或中期流产。

3）影像学检查

影像学诊断标准：若孕前宫颈影像学测量宫颈长度小于2.0 cm、宫颈内口宽度大于2.5 cm，可诊断宫颈异常，结合病史可以诊断宫颈机能不全。

HSG能较好地显示子宫、输卵管形态，但不能较好地反映宫颈长度、宫颈内口增宽，已经很少用于宫颈机能不全的诊断；而MRI曾用于诊断子宫腔、宫颈异常，据以往小样本资料显示，其对子宫畸形诊断敏感度可以达到33%～100%，特异度为100%；对纵隔子宫诊断敏感度为28%～100%，特异度为66%～100%；但对宫颈长度与宫颈内口宽度仍不能精确诊断。目前，MRI主要用于不能进行经阴道超声检查女性生殖道患者，如怀疑生殖道畸形、需要了解子宫体及宫颈情况的未婚妇女。

参 考 文 献

[1] 孙巍,卢再鸣,郭启勇.放射影像学在女性生殖器畸形检查中的价值[J].中国实用妇科与产科杂志,2013,29(10):781-788.

[2] 中华医学会妇产科学分会.宫腔粘连临床诊疗中国专家共识[J].中华妇产科杂志,2015,50(12):881-887.

[3] REIN D T, SCHMIDT T, HESS A P, et al. Hysteroscopic management of residual trophoblastic tissue is superior to ultrasound-guided curettage[J]. J Minim Invasive Gynecol,2011,18(6):774-778.

[4] SOARES S R, BARBOSA M M B, CAMARGOS A F. Diagnostic accuracy of sonohysterography, transvaginal sonography, and hysterosalpingography in patients with uterine cavity diseases[J]. Fertil Steril,2000,73(2):406-411.

[5] ACHOLONU U C, SILBERZWEIG J, STEIN D E, et al.Hysterosalpingography versus sonohysterography for intrauterine abnormalities[J]. JSLS,2011,15(4):471-474.

[6] 古云霞,涂灵.宫腔粘连的研究进展[J].南昌大学学报(医学版),2011,51(9):91-96.

[7] 夏恩兰.妇科内镜学[M].北京:人民卫生出版社,2001.

[8] 中华医学会计划生育学分会.剖宫产术后子宫瘢痕憩室诊治专家共识[J].中华妇产科杂志,2019,54(3):145-148.

[9] 陶峰,周颖,胡卫平,等.子宫切口瘢痕憩室的研究进展[J].中华妇产科杂志,2014,49(1):64-66.

[10] 刘嵘,宋富珍,钱朝霞.子宫输卵管造影对剖宫产术后切口憩室的诊断分析[J].中国医学计算机成像杂志,2014,20(3):253-256.

[11] 郎景和.子宫腺肌病的若干问题[J].中国实用妇科与产科杂志,2017,33(2):129-133.

[12] 周应芳.全面认识子宫腺肌病[J].中华妇产科杂志,2013,48(4):291-294.

[13] 侯金文,程华,李传福.子宫腺肌症的MRI表现及其病理学对照研究[J].中华放射学杂志,2002,36(1):67-71.

[14] 郑兴邦,关菁,田莉,等.子宫输卵管造影实时动态的临床观察[J].中国计划生育学杂志,2011,19(1):30-33.

[15] 李慕白,吕莹,吴效科,等.子宫内膜息肉对不孕患者的影响[J].国际妇产科学杂志,2017,44(5):581-584.

[16] 黄丽华,向梅.子宫内膜息肉研究新进展[J].国际妇产科学杂志,2014,41(1):43-46.

[17] 郑兴邦,关菁,沈浣.子宫输卵管造影诊断符合率及诊断一致性分析[J].生殖与避孕,2014,(2):131-135.

[18] 王晓怡,陈敦金.宫颈机能不全的孕前诊断方法及评价[J].中国实用妇科与产科杂志,2014,30(2):90-93.

[19] 黄晓武,夏恩兰.宫颈组织结构与宫颈机能[J].国际妇产科学杂志,2016,43(6):657-660.

[20] 徐丛剑,华克勤.实用妇产科学[M].4版.北京:人民卫生出版社,2018.

[21] 曹泽毅.中华妇产科学[M].北京:人民卫生出版社,2014.

[22] 王莎莎.子宫输卵管超声造影[M].北京:军事医学科学出版社,2013.

安徽医科大学附属妇幼保健院　张和平

李　兵

袁冬存

淮安市妇幼保健院　刘福忠

第二章
子宫输卵管造影及介入治疗相关设备、器械、药品及开诊要求、辐射防护要求

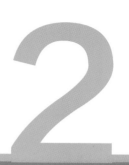

子宫输卵管造影及输卵管相关介入治疗所需场所、设备主要有:介入手术室(导管室)、数字化减影血管造影机(DSA机)、介入手术床等;所需器械耗材主要有:造影管、输卵管介入手术导管、导丝、弹簧圈及手术器械等;所需药品主要有:造影剂、抗生素、抗粘连药物、生理盐水及中药制剂等。

子宫输卵管造影及输卵管介入术前准备须考虑以下几个方面:

(1)造影时间选择:月经干净后第3～7天。月经周期较长者,可适当推迟;周期短者可测量基础体温,安排在排卵前造影。

(2)阴道内滴虫、霉菌检查阴性及颈管清洁度(PC)在"＋"以内方可造影,必要时需做支原体、衣原体检查。

(3)习惯性流产者若为了解宫颈机能情况,需测基础体温,在基础体温上升的第3天方可造影。

(4)对每位患者需进行手术谈话记录并签名。

(5)若所用对比剂需做过敏试验的(如泛影葡胺),需提供过敏试验阴性记录;非离子型对比剂不要求做碘过敏试验。

(6)手术当日测量体温,若超过37.5 ℃,则不能进行造影或手术。

(7)术前排空大小便,不宜空腹造影或手术。

第一节　介入手术室

目前仍有不少医院是在胃肠机房做输卵管造影手术,感染风险大,辐射剂量相对较高,笔者推荐在专业介入手术室做输卵管操作,以尽量避免以上风险。

一、介入手术室的位置

介入手术室一般与放射科机房毗邻,便于集中管理,但对于一些妇产专科医院而言,介入门诊、介入手术室及日间病房放在一起进行统一管理可能是更好的选择,便于理顺就医流程,提高女性患者的就医感受。同时,针对一些出血介入急诊或杂交介入手术情况,在条件允许的情况下,建议建造杂交介入手术室。

二、介入手术室的布局设计

介入手术室的常规布局一般包括手术间、耗材药品储藏间、操作间、污物间等,又分为污物区、清洁区及无菌区,设有洗手池、污物通道、病患通道及医护通道等。手术间内有数字化减影血管造影机(DSA机)、介入手术床、吊塔、无影灯、监护仪、药品耗材柜(其内常备有医用手套、生理盐水、造影剂、介入所需其他药物)等(图2-1),条件较好的医院还配备高

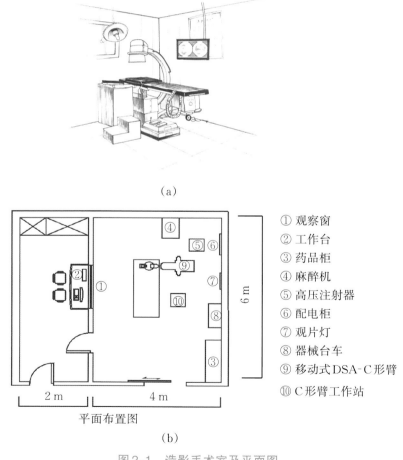

(a)

① 观察窗
② 工作台
③ 药品柜
④ 麻醉机
⑤ 高压注射器
⑥ 配电柜
⑦ 观片灯
⑧ 器械台车
⑨ 移动式DSA-C形臂
⑩ C形臂工作站

2 m   4 m   6 m

平面布置图

(b)

图2-1　造影手术室及平面图

(资料来源:著微医疗)

压注射器、麻醉机、呼吸机,臭氧仪也不可缺少。耗材药品储藏间内储藏常规手术所需的造影管、导管、导丝、栓塞用弹簧圈等。对于妇产专科介入手术室来说,由于手术患者均为清醒状态,如何在环境营造方面减轻患者的紧张情绪,是一个值得探讨的问题,国内也有不少机构做了一些有益尝试,如在手术室内设置暖色系的电子背景等。

三、介入手术室的辐射防护要求

依据国家卫生健康委员会2020年4月3日发布的《中华人民共和国国家职业卫生标准GBZ 130-2020放射诊断放射防护要求》执行。

第二节 设 备

一、数字化减影血管造影机(DSA机)

介入手术室常用DSA机为C形臂,根据其使用方式,可分为固定式C形臂和移动式C形臂。对于输卵管介入手术来说,经济适用的DSA机是很有必要的,同时要兼顾血管介入手术需求。

知识拓展2-1

移动式DSA机的技术规格要求

1. 总体要求

最新产品,全能型最高端平板C形臂,适用于介入科、妇科等。

2. 设备工作条件

(1)电源要求:民用电源220V@10A。

(2)无需额外选配加装水冷设备。

3. 高压发生器

(1)最大输出功率≥15 kW。

(2)发生器频率≥60 kHz。

(3)数字点片kV最小值≤40 kV。

(4)数字点片kV最大值≥120 kV。

(5)数字点片mA≥75 mA。

(6)数字电影最大kV值≥120 kV。

(7)数字电影最小kV值≤40 kV。

（8）数字电影最大mA值≥150 mA。

（9）数字电影脉冲PPS≥25 PPS。

（10）支持连续透视模式。

（11）支持内置电池缓冲设计。

4. 球管系统

（1）小焦点≤0.3 mm。

（2）大焦点≥0.5 mm。

（3）阳极滤过器6.3 mm Al。

（4）球管与高压发生器分体式设计。

（5）管套热容量≥1500000 HU。

（6）管套散热率≥33000 HU/min(405 W)。

（7）阳极热容量300000 HU。

（8）阳极散热率≥82000 HU/min。

（9）旋转式阳极。

5. 平板探测器

（1）CMOS晶体硅材质平板探测器

（2）探测器尺寸≥30 cm×30 cm。

（3）图像采集最大像素矩阵≥1.5 K×15 K。

（4）图像采集灰阶≥16 bit。

（5）DQE≥70%。

（6）可变三视野。

（7）任意模式下无像素合并。

6. 显示器

（1）医用4K UHD平板显示器≥32 inch①。

（2）工作站固定时,显示器可水平前伸距离≥68 cm。

（3）显示器水平垂直可视角≥170°。

（4）工作站固定时,显示器垂直移动>43 cm。

（5）工作站固定时,显示器水平移动≥114 cm。

（6）显示器具备触摸屏系统操控。

（7）提供显示器防眩光防指纹防水雾设计。

---

① inch,英寸,计量单位。为遵循行业惯例,特采取此种计量方式。

7. C 形臂

（1）SID≥100 cm。

（2）开口≥78 cm。

（3）弧深≥82 cm。

（4）C 形臂水平轴旋转角度≥360°。

（5）C 形臂轨道内运动角度≥145°(90°/55°)。

（6）C 形臂垂直移动≥45 cm。

（7）C 形臂水平移动≥20 cm。

8. 图像处理

（1）厂家原厂工作站。

（2）旋转图像无切角变圆。

（3）血管跟踪减影无运动伪影。

（4）多种临床应用预设图标。

（5）DSA 数字减影功能≥30 PPS。

（6）实时自动亮度对比度调整。

（7）图像放大及游走≥400%。

（8）实时图像边缘增强技术。

（9）具备显示屏虚拟键盘技术。

（10）同屏图像显示≥16 幅。

（11）图像回调及预览。

（12）存储图像后处理。

（13）UPS 不间断电池供电设计。

（14）放射剂量分类统计及打印。

（15）DICOM3.0 接口。

（16）图像处理最大像素矩阵>1.5 K×1.5 K×16 bit。

（17）30 FPS 图像存储时间≥60 min。

（18）DVI 图像输出。

（19）Linux 操作系统。

9. 图像存储

（1）存储图像容最≥40000 幅。

（2）USB 数字接口图像拷贝。

二、介入手术床

介入手术床是进行介入手术时患者可躺的位置。在满足介入手术需求的同时,让患者更舒适、让手术医生操作更便利是对介入手术床的更进一步要求,特别是在进行输卵管介入操作时,适用的介入手术床可帮助医生更快捷地获得患者盆腔图片。

知识拓展2-2

妇产介入手术床参考指标

1. 技术参数

床面总长:2200 mm;床面总宽:600 mm/530 mm;可透视面长度(头段):1660 mm;床面透视区宽度:530 mm/380 mm;横向移动行程:240 mm;纵向移动行程:840 mm;距地高度:700～1060 mm;升降行程:360 mm;头足倾斜角度-18°～18°;左右侧倾角度-15°～15°;负重:200 kg。

2. 标准配置

主机1套;碳素纤维整体床面板1块;床垫1张;控制器(床边)1套;输液支架1套;手托1对;麻醉架1套;身体绑带1套;脚蹬1对;活动边轨2套。

3. 性能说明

(1)动力系统:精密进口微电机、齿轮啮合传动(非液压),无液压传动易漏油之忧,无需定期添加液压油。

(2)床面板为进口碳纤维材料制作,整块成型。成像清晰无伪影,低剂量而高清晰的图像质量,减轻X射线对医生的辐射。

(3)床面板移动控制:电动升降、电动头足倾斜、电动左右倾斜、电动纵向移动(无极调速)、电动横向移动(无极调速)。

(4)配备有头足倾斜功能,方便妇科病人摆放头低臀高的手术体位。

(5)床面透视区便于腹部、盆腔等部位的C形臂X光成像,为妇产患者开展输卵管造影术、妇产大出血介入诊疗术、子宫肌瘤微创介入诊疗术等。成像清晰优质、手术精准、微创减轻病人痛苦,诊疗效果显著。

(6)配置脚蹬,方便妇产介入病人摆放手术体位。

(7)可选配扶手配置,方便手术病人双手扶撑,减缓病人紧张压力以及术中配合。

(8)配置医用脚轮及刹车控制,整床可挪动、可刹车固定,方便地面清洁及移动。

(9)匹配各品牌进口C形臂以及国产各品牌C形臂以开展妇产介入微创诊疗手术。

4. 可选购配件

防护铅帘、扶手、远程控制器、脚踏控制器、侧垫、腿托。

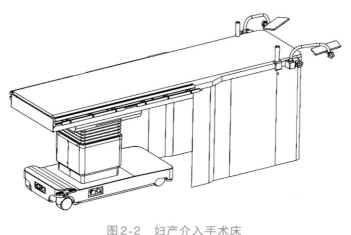

图2-2　妇产介入手术床

（发明人：李兵，专利号：ZL201921576414.3）

三、高压注射器

输卵管造影的操作方式主要有人工推注法和高压注射器推注法。总体来说，手工推注在诊疗中较多见，但高压注射器推注亦有优点，突出表现在降低造影假阳性率、减少辐射剂量等。

（一）主要配置

高压注射器的主要配置有注射臂及机架、控制台及主控制机箱、电源线、注射臂电缆、控制台电缆、附件托盘等（图2-3）。

（二）主要技术参数

（1）针筒容量：100 mL，可选配手推式60 mL、20 mL针筒。

（2）注射速率：0.01～0.99 mL/s。

（3）注射压力：0～100 psi①（0～690 kPa）。

（4）自动吸药：可设置自动吸药速率3～8 mL/s。

（5）快速自动排气：可设置自动快速排气速率3～8 mL/s。

（6）定量吸药：可设置定量吸药量并自动定量排空气。

（7）试注射：可设置试注射剂量和速率。

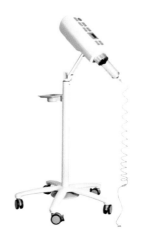

图2-3　高压注射器

---

① psi的全称为pounds per square inch，压力单位，1 psi＝6894.757 Pa＝51.7151 mmHg。为遵循行业规范，特采用此种计量方式。

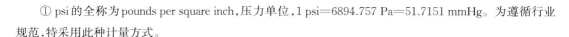

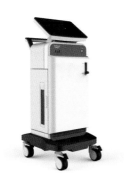

图2-4 医用臭氧治疗仪
(资料来源:杉源医疗)

（8）实时显示:实时显示注射剂量和注射时间。

（9）压力曲线:实时显示注射压力曲线,超过压力限制停止注射。

四、其他

（一）医用臭氧治疗仪

医用臭氧治疗仪主要用于制备臭氧气及臭氧水溶液,用于辅助治疗输卵管及盆腔炎症;其由臭氧发生装置、气液合成装置、臭氧气浓度显示及调节装置、臭氧液浓度显示装置、操作控制面板、臭氧尾气催化分解装置、壳体、电源线组件组成（图2-4）。臭氧气体浓度可控且控制精度准确、保证臭氧及臭氧液无菌是对臭氧制备设备的基本要求。

知识拓展2-3

医用臭氧治疗仪应用标准

（1）臭氧治疗的相关单位:臭氧浓度建议采用 μg/mL 表示;臭氧发生器产生气体的体积单位为 mL;定时取气功能的时间单位为 min。

（2）臭氧输出浓度:最大输出浓度是 60 μg/mL;浓度连续可调,阶差为 1 μg/mL;表观输出浓度与实际输出浓度误差小于±8%。

（3）臭氧发生器管路输出压力大于 1 bar（1 bar=10^5 Pa）,防止倒吸。

（4）臭氧发生器应有臭氧吸收功能,用于吸收和降解多余臭氧。

（5）管路压力检测及警报系统正常;具备自检功能,可及时发现设备启动及工作时异常情况。

（6）臭氧发生器必须使用高压容器瓶装医用氧气,符合国家相关医用氧气标准;输出气体主要成分为臭氧和氧气,含氮化合物如氧化亚氮的浓度应小于$1/10^7$。

（7）医用臭氧发生器临床使用范围必须严格限定在国家卫健委及食药监局限定范围内。

（二）PACS 系统

对于介入中心来说,影像的存储、传输是很重要的,目前的PACS系统可在云端储存,便于医患网上阅片,极大地方便了患者就医。有条件的介入手术室,还配备了呼吸机、麻醉机、除颤仪,以便在遇到一些急救病例时使用。

第三节　器械耗材

一、造影管

输卵管造影管是进行HSG手术最重要的手术器材之一。目前常用的造影管包括一次性使用球囊造影管、一次性使用"蘑菇头"造影管等,也有少部分医院还在使用可重复消毒使用的金属造影管等。

(一)一次性使用球囊造影管

球囊造影管由导管、球囊、注药腔、充气腔构成(图2-5、图2-6),主要材料是聚氨酯、硅橡胶、聚碳酸酯等。由于医院、个人的使用习惯不同,球囊造影管有各种改良、变异形态,如在导管内插入一根导丝或金属导管,增加硬度。

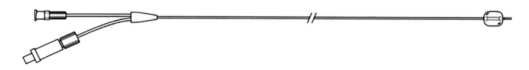

图2-5　球囊造影管(1)

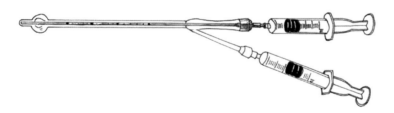

图2-6　球囊造影管(2)

球囊造影管的使用方法是:导管前端插入宫腔内,使用液体或空气充盈球囊使球囊卡在宫颈内口,后通过导管注入造影剂,使宫腔及输卵管显影。

它适用于各类造影人群,但对宫颈狭窄、宫颈管严重扭曲、重度宫腔粘连患者可能效果不佳,需要根据造影需求调整造影管类型。

(二)一次性使用"蘑菇头"造影管

由导管头、管体、三通阀组成,规格为16 Fr.[①],导管头材料为硅胶,管体及三通阀材料

---

① French,导管尺寸的量度单位,通常简称为Fr.。为遵循行业惯例,特采取此种计量方式。

为ABS。管体一般为硬质材料,管头偏软,可插入宫颈口内。因其对宫腔、宫颈无压力刺激,疼痛感较轻,更易为患者接受。它主要适用于未产妇、宫颈狭窄或宫颈管扭曲严重患者,对疼痛敏感的人群也可使用。

关于导管头的造型,目前有两种规制:一种是锥形,较宽大,前端有一细管防止返流(图2-7),可探入宫颈内较深位置,其缺点在于导管头前端细管有时易贴壁、弯曲,影响造影效果;另一种是长锥形,管头一体成形,柔韧度较好(图2-8)。在具体操作时,可根据具体宫颈口形态选择不同造影管。

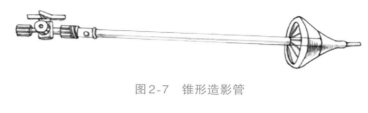

图2-7　锥形造影管

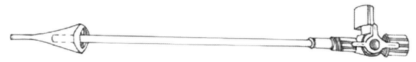

图2-8　长锥形造影管

需要指出的是,上述"蘑菇头"造影管可固定于特制扩阴器上,方便造影操作(图2-9)。

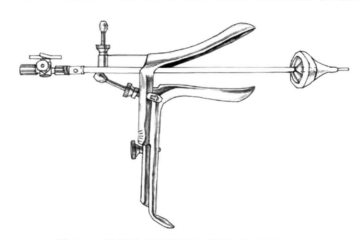

图2-9　用于特制扩阴器上的"蘑菇头"造影管

（三）其他造影管

杨珂、戚延龄等在《临床妇产科子宫输卵管造影学》一书中提到了金属造影管,经严格消毒灭菌后可重复使用(图2-10),可见形态与"长锥形造影管"类似。

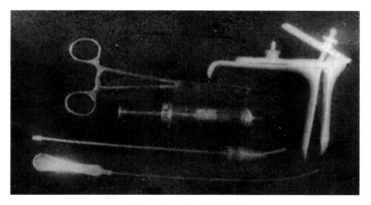

图2-10 金属造影管

（资料来源：杨珂，戚延龄.临床妇产科子宫输卵管造影学[M].天津：天津人民出版社，1974.）

二、输卵管介入导管及导丝

输卵管介入手术（包括再通、栓塞手术）时需要使用到导管及导丝。国内较早文献记载的是ROSCH-THURMOND输卵管导管（7 Fr.、3 Fr.、1 Fr.）。目前临床上常用的进口及国产输卵管套件类型如图2-11～2-13、表2-1所示。最基本的输卵管套件主要包括：粗导管、细导管、3个细导丝；部分套件还包括粗导丝（引导导丝）、套管及宫颈扩张棒等。粗导管一般为单弯导管，要求具有一定的弹性及韧性，可经受住人工塑形；细导管较粗导管要长，要求材质柔软，具有一定韧性。细导丝较细导管要长，前端柔软，一般为铂金或镍钛合金材质，后端较硬，便于操作；粗导丝，即导引导丝，要求前端柔软，呈倒钩状，便于寻找宫角输卵管开口处。

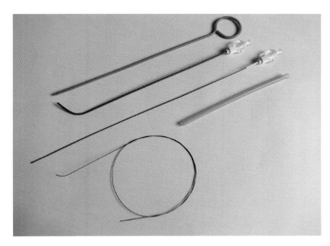

图2-11 输卵管介入导管及导丝实物图

该组套件主要包括：粗导管、细导管、细导丝、宫颈扩张棒、套管。

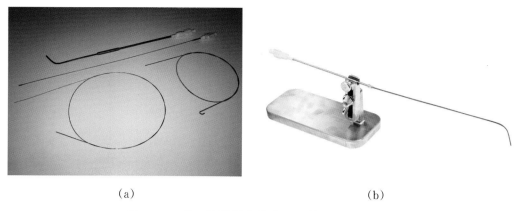

（a） （b）

图2-12 另一型号输卵管介入导管及导丝实物图

（发明人：李兵，专利号：ZL201620539627.9）

（a）该组套件包括：粗、细导管及粗、细导丝；（b）此类型粗导管后部加粗，
质地坚硬，可固定于支架卡槽中，方便单人进行手术操作

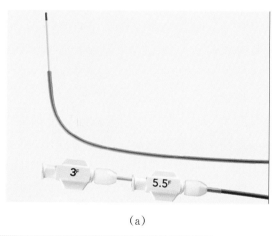

（a）

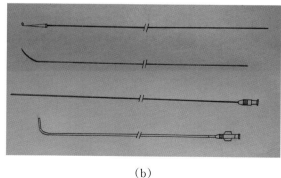

（b）

图2-13 第三种类型输卵管介入导管及导丝实物及示意图

（a）该套件包括：粗、细导管及粗、细导丝；（b）由上至下依次为粗导丝
（直径为0.035 inch，长度为90 cm）、细导丝（直径为0.018 inch，长度为90 cm）、
粗导管（直径为5.5 Fr.，长度为50 cm）、细导管（直径为3.0 Fr.，长度为65 cm））

表2-1　部分输卵管导管和导丝型号

产品型号	粗(扭控)导管 (Fr.)	细(注射)导管 (Fr.)	细(芯)导丝 (inch)	粗(导引)导丝 (inch)
FTC-550	5.5	3.0	0.015 (相当于0.38 mm)	-
FTC-550-NT	5.5	3.0	0.018 (相当于0.46 mm)	-
FTC-900	5.5	3.0	0.015 (相当于0.46 mm)	0.035 (相当于0.85 mm)
C2型	5.5	3.0	0.015 (相当于0.46 mm)	0.035 (相当于0.85 mm)

三、栓塞用弹簧圈

输卵管栓塞手术所用栓塞材料由最开始的硝酸银等化学性物质到后来的钢圈,再到现在常见的合金纤维弹簧圈,一直在不断更新中,目的是寻找生物相容性与组织反应性相协调的输卵管栓塞材料,通过不断改进栓塞设计和取出方法提高复孕率等。

输卵管栓塞常用的微弹簧圈由铂钨合金丝和彼此有一定间距的合成纤维制成,后被预装在装载管上(图2-14),这种设计可以让弹簧圈在柔软的细导丝推送下经过细导管准确递送到输卵管近端栓塞部位,蜷曲成型后可有效栓堵输卵管(图2-15和图2-16)。

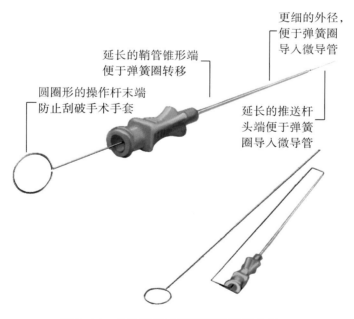

图2-14　输卵管栓塞弹簧圈预装示意图

(资料来源:波士顿科学)

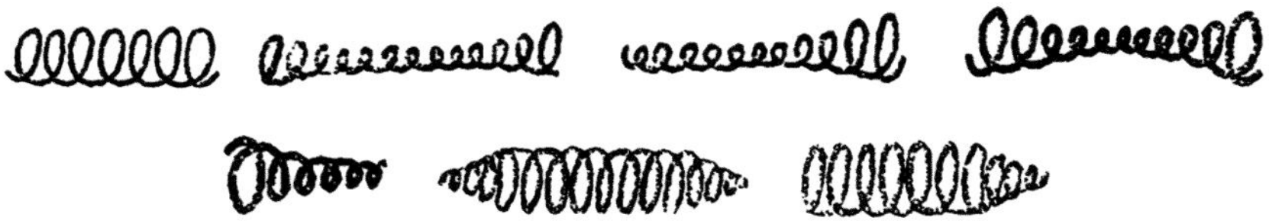

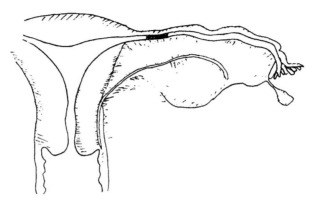

图2-15 理论上弹簧圈进入输卵管腔内呈现的某些形态

（资料来源：李艳芳.一种输卵管栓塞：CN99240734.6[P].2001-02-13.）

图2-16 输卵管弹簧圈栓塞位置示意图

（资料来源：李艳芳.一种输卵管栓塞：CN99240734.6[P].2001-02-13.）

四、其他

其他器械是指输卵管造影及介入手术前常规准备物品，主要包括注射器、造影管、转换接头、宫颈钳（牵拉宫颈、校正子宫位置）、卵圆钳（会阴部及阴道、宫颈口消毒使用）、血管钳（造影管插管使用）、扩阴器、小量杯（分别盛装造影剂、生理盐水等）等（图2-17）。

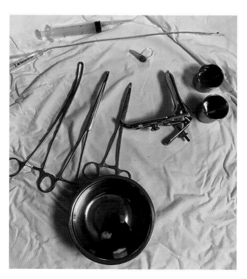

图2-17 输卵管造影及介入手术前常规准备物品

1）扩阴器

扩阴器（vaginal dilator），又叫窥阴器，由上下两页以及手柄组成，主要用于妇科常规检查和手术。一般来说，用于一般妇科检查的扩阴器通常由聚苯乙烯、聚丙烯等材料制成；用于手术的扩阴器通常用金属材料制成。

根据扩阴器的张开方式不同，有转轴式和推拉式两种类型；根据扩阴器的长度和页宽大小，有大、中、小三种型号。

输卵管造影及介入手术常用的扩阴器是由金属材料制成的转轴式扩阴器，手术医生可根据患者宫颈管深度来选择是使用长款扩阴器还是短款扩阴器（图2-18）。

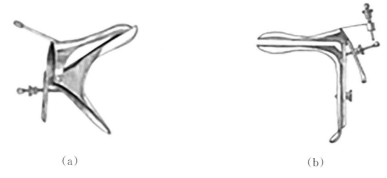

（a）   （b）

图2-18　扩阴器示意图

（a）短款扩阴器，上页短于下页；（b）长款扩阴器，上下页长度相同，呈鸭嘴状，适用于宫颈管
位置较深患者，上页后端特制挂钩，可将输卵管造影管及介入用的粗导管固定于挂钩上，方便操作

2）宫颈钳

宫颈钳钳夹宫颈使用，一般为金属制，主要目的是为了矫正宫颈及子宫位置，方便插管、寻找宫角操作（图2-19）。由于钳夹会使患者产生疼痛感，建议轻柔操作，避免刺激患者，使其产生紧张情绪。

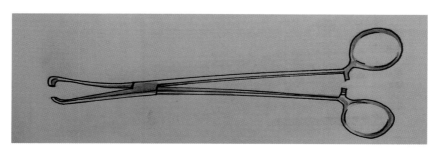

图2-19　宫颈钳

3）卵圆钳

卵圆钳在输卵管手术中一般用于会阴部及阴道、宫颈口消毒，根据前端形制，可分为弯钳及直钳（图2-20）。

4）血管钳

血管钳在输卵管手术中一般用于钳夹输卵管造影管或介入手术粗导管前端,进行宫颈口插管,根据前端形制,可分为弯钳及直钳(图2-21)。

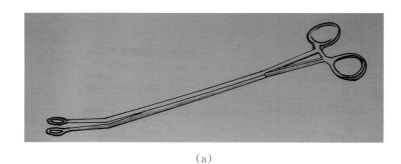

（a）

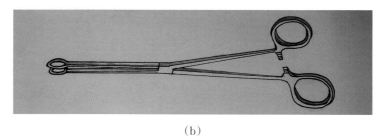

（b）

图2-20　卵圆钳

（a）弯卵圆钳;（b）直卵圆钳

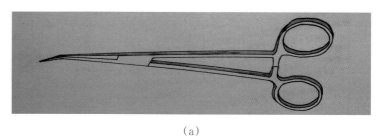

（a）

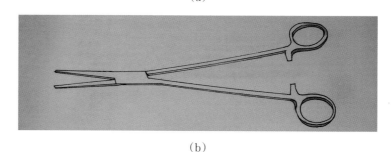

（b）

图2-21　血管钳

（a）弯血管钳;（b）直血管钳

5）宫颈扩张棒

遇到一些宫颈口狭窄患者可能会使用宫颈扩张棒(图2-11)。

6）单人操作固定支架

单人操作固定支架多为金属支架,经高温消毒灭菌后使用,上端卡槽可精确卡住输卵管造影管或输卵管介入粗导管,可调节高度和角度(图2-22),为单人操作提供可能性。

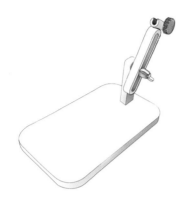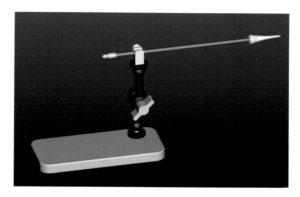

图2-21　支架和支架卡住造影管示意图

（资料来源：江西省妇幼保健院及康博医疗）

第四节　药　　品

一、术前用药

不孕症患者中,有10%～20%患者存在输卵管近段阻塞问题,其中20%～30%患者可能是由生理性痉挛所致。因此,术前解痉、镇痛,缓解患者紧张情绪,减少造影"假阳性"显得尤为关键。

（一）654-2

654-2又称山莨菪碱,抗胆碱药,可阻断M胆碱受体,具有松弛平滑肌、有效缓解输卵管痉挛及镇痛作用。郑剑锋等人在造影前10 min为观察组患者肌注10 mg 654-2,对照组患者未注射654-2,发现观察组患者发生造影剂逆流的概率低于对照组(P<0.005),观察组患者不良反应(恶心、呕吐、下腹疼痛)发生率为2.1%,明显低于对照组的12.6%(P<0.005)。

（二）阿托品

阿托品是一种典型的M胆碱受体阻滞药，肌内注射20 min后药物浓度达到峰值，可解除平滑肌痉挛。但在临床实践中，患者用药后常有不良反应，如口干、面部潮红、视力模糊等。目前，部分医院嘱患者术前30 min口服阿托品片剂会取得不错的效果，患者依从度更好。

（三）间苯三酚

间苯三酚是一种非阿托品、非罂粟碱类的纯平滑肌解痉药，可直接作用于泌尿生殖道平滑肌，且只作用于痉挛平滑肌，对正常平滑肌影响极小。间苯三酚可松弛宫颈口，调节子宫平滑肌痉挛性收缩，减轻患者疼痛，但不影响子宫收缩，不产生抗胆碱样不良反应。叶萍等人的研究认为，间苯三酚解痉作用与山莨菪碱相仿，但不良反应少，安全性高。

（四）盐酸戊乙奎醚

盐酸戊乙奎醚对中枢及外周神经系统均有良好的抗胆碱作用，其有效作用于M1、M3受体，而对M2受体无明显作用或作用较弱，在有机磷重度、戒毒及休克治疗中具有良好的应用价值。由于其还具有松弛平滑肌并起到一定的镇痛作用，因此可缓解局部肌肉痉挛，减轻患者的疼痛感及不适感。羊冬梅等人的研究发现，盐酸戊乙奎醚与地塞米松联用，可降低子宫输卵管造影的不良反应发生率，且单用盐酸戊乙奎醚的不良反应总发生率是80％，联用盐酸戊乙奎醚与地塞米松后总发生率是68％。其用法是术前半小时肌肉注射，成人用量为0.5～1.0 mg。

（五）酮咯酸氨丁三醇

这是一种异丁芬酸类非甾体类抗炎药物，通过降低外周环氧化酶活性来抑制前列腺素合成，减杀痛觉神经对内源性炎性因子的反应，以达到超前镇痛的目的。患者在使用酮咯酸氨丁三醇30 min后会产生镇痛作用，镇痛时间可持续4～6 h。古梅等人的研究发现，其能显著减轻造影患者疼痛感，镇痛有效率达96.1％，可减少因输卵管痉挛导致的假阳性结果，且不良反应发生率低于阿托品组。

二、造影剂

造影剂（contrast media）是通过某种途径引入机体，从而使某器官或组织产生对比的物质。根据造影剂使造影区密度/信号减低或增高，可分为阴性造影剂和阳性造影剂。

（一）阴性造影剂

阴性造影剂又称气体造影剂，是指将比重低于软组织的气体，如空气、氧气或二氧化碳等，引入所需检查的器官内或其周围，使其密度减低而显影，以往多用于蛛网膜下腔、关节囊等处,现已很少应用。

(二) 阳性造影剂

阳性造影剂常为原子序数高、比重大的物质,常用的阳性造影剂是钡剂和碘剂:钡剂常用于消化道造影,在妇产科介入治疗中几乎不用;碘剂能有效吸收 X 线,为人体管腔(消化道除外)最常用的造影剂。碘剂分为尿排泄型有机碘造影剂、胆道排泄型有机碘造影剂、无机碘剂及油脂类碘剂,其中水溶性经尿路排泄 X 线碘造影剂是影像医学中常用造影剂,笔者在此着重介绍。

水溶性造影剂的发展自 1924 年美国 Brooks 用 50% 碘化钠成功做出第一例股动脉造影以来,与介入放射学发展一样,不停地更新换代。20 世纪 50 年代,三碘苯(泛影酸)被发现,由此衍生出来的各类离子型造影剂至今仍在广泛使用,此为现代造影剂史上的第一个飞跃。20 世纪 60 年代末,瑞典放射学家提出非离子型造影剂概念,并于 1971 年报道了第一个非离子型单体造影剂——甲泛葡胺,此为第二个飞跃。由于甲泛葡胺性能不稳定,很快出现了第二代非离子型单体造影剂,代表药物有碘海醇、碘佛醇、碘帕醇、碘普罗胺等,此类造影剂渗透压低、耐受性好,且性能稳定,可高温消毒,得到了广泛应用。20 世纪 70 年代末,先灵公司开始研制非离子型二聚体造影剂,以进一步降低渗透压,因此非离子型二聚体的出现被认为是现代造影剂史上第三个飞跃,代表药物有碘克沙醇、碘曲仑等。

水溶性碘造影剂根据其结构分为以下 4 类:① 离子型单体(ionic monomer)造影剂;② 离子型二聚体(ionic dimer)造影剂;③ 非离子型单体(nonionic monomer)造影剂;④ 非离子型二聚体(nonionic dimer)造影剂。根据其渗透性,可以分为以下 3 类:① 高渗造影剂;② 低渗造影剂;③ 等渗造影剂。

1. 离子型单体碘造影剂(高渗造影剂)

离子型单体碘造影剂指一个水分子造影剂仅有一个三碘苯环,由于此类造影剂渗透压为血浆渗透压(280 mmol/L)的 5～7 倍,又称高渗造影剂,主要有以下几种:

(1) 泛影葡胺(meglumine diatrizoate)及泛影酸钠(泛影钠,sodium diatrizoate)。这两种造影剂的浓度为 60%～76%(相当于 325～370 mg/mL),渗透压为 1.5～2.07 mmol/L。

(2) 异泛影葡胺(meglumine iothalamate)及碘拉酸钠(异泛影酸钠,sodium iothalamate)。

2. 离子型二聚体碘造影剂(低渗造影剂)

二聚体造影剂指一个水分子造影剂含有两个三碘苯环。低渗显影葡胺(ioxaglate,hexabrix)溶液浓度为 300 mg/mL,渗透压为 580 mmol/L。

3. 非离子型单体碘造影剂（低渗造影剂）

1）甲泛葡胺（阿米派克，metrizamide amipaque）

第一代非离子型单体造影剂于1969年由挪威奈科明（Nycomed）公司合成，呈冰冻白色粉末状，因其水溶液不稳定，现已不用。

2）碘普罗胺（优维显，iopromide，ultravist）

碘普罗胺由德国先灵（Schering）公司生产，浓度为300 mg/mL，渗透压为610 mmol/L。碘普罗胺是一种三碘化非离子型水溶性造影剂，主要优点为全身不良反应少，局部刺激性轻。

3）碘帕醇（碘必乐，iopanlidol，iopamiro，niopam，isovue）

碘帕醇由意大利Bracco公司生产，性能基本同碘普罗胺。此种造影剂含碘量高，具有很好的显影作用。

4）碘海醇（碘苯六醇，欧乃派克，iohexol，omnipaque）

碘海醇于1974年由挪威奈科明公司率先合成，为第二代非离子型单体造影剂，性能基本同碘普罗胺。

5）碘佛醇（安射力，ioversol，optiray）

碘佛醇由美国万灵可（Mallinckrodt）公司生产，水溶性极强，性能基本同碘普罗胺。碘佛醇注射后主要通过肾脏排泄，不与血浆蛋白结合，不进行代谢，不易通过血-脑屏障，含6个羟基且均匀分布，临床使用反应更小，安全性更高，更多应用于有高危因素患者。

4. 非离子型二聚体碘造影剂（等渗造影剂）

1）碘曲仑（伊索维显，iotrolan，isovist）

碘曲仑由德国先灵公司生产，制剂浓度含碘190 mg/mL、240 mg/mL、300 mg/mL不等，常用剂量为10～15 mL。其为第一个应用于临床的非离子型二聚体碘造影剂，由两个非离子型单体——三碘三酰苯聚合而成，相对分子质量太大，黏稠度较高。因碘曲仑常用于脊髓造影，其副反应以短暂轻度头痛为多见，发生率为6%～63%，有学者认为，部分反应与腰穿本身有关。

2）碘克沙醇（威视派克，iodixanol，visipaque）

碘克沙醇由挪威奈科明公司生产，非离子型等渗造影剂，因在造影剂中加入了钠、钙离子调整渗透压，含碘浓度270 mg/mL与320 mg/mL均与血浆等渗。本品在体内基本无代谢，以原型排出体外，是目前安全性较高的造影剂，适用于有高危因素的患者。常见不良反应为轻度冷、热感觉异常，外周血管造影出现热感的概率约为10%，肢端出现疼痛感的概率为1%～10%。

理想的造影剂应该是低抗原性、等渗、非离子型、亲水性好、黏稠度低、化学毒性小、最小剂量可达最好显影效果的化学物质，此外还应价格便宜。随着我国介入手术量增多，造影剂在应用过程中的一系列问题也逐渐显现出来,尽管非离子型造影剂不离解、不带电荷、黏稠度和渗透压低,但造影剂的不良反应仍不能避免。如何减少或消除不良反应的发生,造影剂的极量、大量重复注射,造影剂的安全时间间隔,造影剂产生的肾功能和其他器官损害的长期影响等,仍是今后需要研究的课题。

5. 油脂类碘剂

1)碘化油

本品为含碘37%～41%的淡黄色黏稠油液,不溶于水,而溶于有机溶剂,遇光与空气能分解变色。碘化油主要用于子宫输卵管造影及肝肿瘤栓塞治疗。

2)乙碘油

本品为碘与植物性脂肪酸乙酯的合成物,含碘为36%～40%,其性能除油质薄、易于流动外,基本与碘化油类似,目前也应用于子宫输卵管造影检查中。目前较常用的是超液化乙碘油。

三、抗生素

(一)术前

进行输卵管造影检查或输卵管介入手术时需进行常规白带检查,排除内、外生殖器急性或亚急性炎症。白带结果提示阴道内滴虫、霉菌阴性及阴道、宫颈管清洁度在"＋"以内方可进行输卵管造影及操作。在有明确感染的情况下,必要时行支原体、衣原体及解脲脲原体检查。

当出现细菌性阴道炎(bacterial vaginosis,BV)时,推荐治疗方案是:甲硝唑500 mg,口服,2次/天,连用7天;或0.75%甲硝唑膏(5 g),阴道涂药,1次/天,连用5天;或2%林可霉素膏(5 g),阴道涂药,每晚1次,连用7天。

对无症状感染者,虽指南建议无须常规治疗,但建议行刮宫术及宫腔镜检查等手术的BV患者进行治疗,避免术后感染。很显然,HSG及输卵管介入手术属于宫腔操作范畴,术前发现BV感染应积极治疗,避免术后感染。

当出现滴虫性阴道炎(trichomonal vaginitis)时,推荐治疗方案是:单次口服甲硝唑2 g或替硝唑2 g。当出现霉菌性阴道炎时,一般使用咪唑类药物。常用的有制霉菌素、咪康唑、克霉唑、氟康唑、伊曲康唑等,可局部用药也可全身用药。

(二)术中

输卵管造影较少术中使用抗生素,在输卵管介入术中,常用庆大霉素配伍抗粘连药物、地塞米松等。庆大霉素属氨基糖苷类抗生素,可与细菌核糖体30S亚单位结合抑制细菌蛋白质合成,对各种革兰氏阴性及阳性细菌均有良好抗菌作用,局部冲洗可吸收。由于目前发现多数细菌及真菌对其出现耐药性,在治疗输卵管炎症效果方面,受到一定质疑,但目前关于输卵管介入再通手术的报道，多数还是使用庆大霉素。需要注意的是，庆大霉素偶尔会引起过敏性休克。

（三）术后

常规使用抗生素，可口服二代头孢菌素。

四、防粘连药物（生物制剂）、激素等术中用药

（一）防粘连药物

1. 术中混合液

临床中，输卵管介入手术常用"松解液"：所谓松解液是庆大霉素80000 U＋地塞米松10 mg＋糜蛋白酶5 mg＋生理盐水10 mL组成的合剂，主要起到抗菌、抗炎、抗粘连的作用。

1）几丁糖丹参混合液

几丁糖（chitosan）可在病灶持续停留3周以上，且营养物质容易通过，两药联合，几丁糖产生的复杂空间结构在作为丹参有效成分载体的同时能保证其在病灶部位缓慢释放，即在保证停留时长的基础上同时发挥两者的作用。黄晨等人的研究发现，几丁糖与丹参联用较单一用药疗效更好，且在使用过程中及术后患者出现并发症少，该团队还证明了两者联合的最适宜浓度（几丁糖2 mL＋丹参注射液10 mL）。几丁糖与丹参注射液的联合在介入再通术中应用有其独特的优势，但是两种药物的联合是否会出现其他拮抗作用或产生化学反应尚未可知，需证明其对人体无害后，或许能成为再通术后防粘连的首选方法。

2）碘化油联合透明质酸钠

碘化油黏稠度高，与透明质酸联用可协助后者延长停留于病灶的时间，充分发挥透明质酸抑制纤维蛋白沉积及抑制纤维细胞运动活性的能力，弥补了单用透明质酸作用时间短的缺点。由于碘化油可能引起粘连、肺栓塞等并发症，故不作为防粘连的首选。目前，超液化碘化油的理化特性有所改善，可能减少并发症发生率。

2. 防粘连联合治疗药物

输卵管阻塞性不孕再通术后再粘连率居高不下，严重影响不孕症妇女后期的妊娠率及生活质量，所以合适有效的防粘连治疗是必要的。目前，国内外对于防粘连的研究逐渐重视起来，除防粘连药物外，陆续有防粘连膜等生物材料应用于临床，虽然能起到一定的缓解作用，但每一种治疗方法都存在不足，所以对于防粘连治疗方法的研究依然是输卵管再通术的一个难题。防粘连联合治疗药物有以下几种：

1）透明质酸钠

透明质酸钠（sodium hyaluronate，SH）是一种高分子直链多糖，由D-葡萄糖醛酸和N

-乙酰氨基葡糖胺双糖单位有规律重复构成,分子量为 $2.0×10^5$～$7.2×10^6$,具有良好的组织相容性及可吸收性。其药物作用原理是:涂布于输卵管内膜组织表面,在生物修复过程中形成纤维网状结构,并且能够覆盖炎症浆膜,与正常的浆膜隔离,形成暂时的保护层,起到物理阻隔作用;SH能够抑制成纤维细胞的活性,减少患者术后出血、渗出,避免纤维蛋白原在组织接触面的沉积;高分子、高浓度的SH能够发挥抑制粒性白细胞趋化作用,从而能够抑制炎性介质分泌和扩散,具有抗炎活性作用;SH能够与间质细胞、成纤维细胞膜表面的透明质酸钠受体相互作用,调节细胞功能,从而加速内源性修复作用,避免患者术后粘连发生率。亦有研究认为其可促进输卵管管腔内纤毛运动,改善输卵管功能,促进受孕。SH的应用时间有限,其有效期一般为5～7天,因此,有研究提出,可在输卵管术后1个月左右进行第二次SH注入。

2) 几丁糖

医用几丁糖凝胶是由蟹壳提纯的高分子化合物几丁质经过脱N-乙酰基再深加工后制成的一种聚氨基葡萄糖,是一种具有良好生物相容性、可降解性及生物学活性的医用高分子多糖类物质。它可在体内完全自然降解,具有广泛的生物作用和良好的生物安全性。主要有以下几方面特点:① 医用几丁糖凝胶具有选择性促进上皮细胞、内皮细胞生长而抑制成纤维细胞生长的双重生物特性,从而促进组织生理性修复,抑制瘢痕形成,减少组织粘连;② 医用几丁糖凝胶具有局部止血及抑制血液纤维蛋白束形成的作用,从而减少因血肿机化而造成的组织粘连;③ 医用几丁糖凝胶有润滑性能,能在盆腹腔内脏器表面形成胶体网状结构,起生物屏障作用,并可在体内存留3周,有效阻止粘连发生;④ 医用几丁糖凝胶为生物制剂,有过敏概率,过敏体质者应慎用。目前临床常用的是以几丁糖为基础的防粘连产品:如医用几丁糖凝胶(几丁糖＋生理平衡液)、百菲米(医用防粘连改性壳聚糖膜)、防粘连冲洗液(羟甲基壳聚糖＋生理平衡液)等。

3) 糜蛋白酶

这是一种肽链内切酶,可迅速分解变性蛋白质,能液化脓液及坏死组织,净化创面,促进愈合,同时具有抗炎防止组织水肿的作用。局部注射该药后可使变性肌纤维、他性纤维的蛋白质肽链断裂、水解、吸收,消除组织粘连。其与抗生素联用可促进抗生素向病灶渗透,极大发挥抗生素效能。在与庆大霉素联用的过程中,可清除坏死物质,亦可协同促进庆大霉素吸收。

有部分研究报道了糜蛋白酶过敏病例,其原因可能是:糜蛋白酶作为外源性变应原进入机体后,与肥大细胞或嗜酸性粒细胞表面的IgE发生特异性结合,使靶细胞膜结构发生变化,细胞膜及细胞内的一系列酶被激活,并由此导致靶细胞释放组织胺、白三烯及激肽等一系列生物活性介质,引起过敏反应甚至是过敏性休克。在出现过敏反应时,要保持镇静,及时处理,具体措施见第七章介入护理及相关并发症处理。

3. 其他

低分子右旋糖酐、术尔泰（α-氰基丙烯酸正辛酯）、聚乳酸凝胶亦是防粘连用药，由于其有效性及安全性暂不明确，故在输卵管介入手术中应用不多。输卵管再通术后的防粘连主要应用几丁糖及HA，几丁糖及衍生物具有一定优势。

（二）术中应用激素及局麻药

1. 地塞米松

一种人工合成的糖皮质激素，主要发挥抗炎作用。其作用机制是减少炎症细胞聚集并抑制其吞噬作用，从而抑制炎症因子释放；炎症后期则能抑制毛细血管及纤维母细胞增生，减少肉芽组织生成，有效控制局部粘连及瘢痕组织形成。有研究认为，输卵管再通术后联用地塞米松可提高通畅率，其与无地塞米松组的通畅率分别是81.0%、61.4%（P＜0.05）。临床上，很少单独使用地塞米松，常与庆大霉素、糜蛋白酶联用。

2. 盐酸利多卡因注射液

盐酸利多卡因注射液（lidocaine hydrochloride injection）是一种局麻药及抗心律失常药，主要用于局部麻醉、硬膜外麻醉、表面麻醉及神经传导阻滞。宋文玲等将2～3 mL利多卡因与造影剂混合注入宫腔中进行造影，发现其可降低输卵管造影假阳性率，减轻疼痛感。

五、臭氧

（一）理化性质及制备

臭氧（O_3）又名活性氧，由三个氧原子组成，相对分子质量是48，是一种具有特殊刺激性气味的不稳定气体，其臭味类似于鱼腥味。常温下为淡蓝色气体，溶于液体时呈暗蓝色。

臭氧的氧化能力极强，除了金、铂铬铁合金外，几乎对所有金属都有腐蚀性，因而临床上常用含25% Cr的铬铁合金（不锈钢）制造臭氧发生装置。由于臭氧对非金属材料腐蚀作用强烈，应当使用耐腐蚀的硅橡胶或耐酸橡胶存储，避免使用普通橡胶。

臭氧属于有害气体，低浓度时对眼、鼻、喉等有刺激感觉；浓度稍大时可出现头疼及呼吸器官麻痹等症状；高浓度时对人体有害。在进行臭氧灌注操作时，注意保护眼、鼻，避免误吸。

（二）应用范围

临床上应用臭氧基本是即制即用的。近年来，医用臭氧越来越受到重视，但因其不稳定性及毒性而受到不同程度的制约。所以，研究者将臭氧溶入水、橄榄油中制成臭氧水和臭氧油。液态臭氧的氧化活性及安全性得到相对保证，并被应用于临床抗炎、杀菌等治疗。主要应用方法有：臭氧水/油外用、体外套袋、关节腔灌注、大小自血及微创注射等疗法。臭氧油常外用治疗鼻炎、痤疮、痔疮、皮肤感染及妇科感染等疾病。目前医用臭氧被临床广泛应用并取得显著疗效,如:① 口腔科:口臭、牙周炎;② 皮肤科:烧伤、压疮、糖尿病足、老年斑、美容等;③ 骨科:颈腰椎间盘突出症、骨性关节炎;④ 风湿免疫科:痛风性、风湿性及类风湿关节炎;⑤ 病毒感染性疾病:带状疱疹、病毒性肝炎;⑥ 血管阻塞性疾病:周围及中枢缺血性疾病;⑦ 其他:艾滋病、部分癌症等。应用不同浓度和剂量的臭氧治疗各种疾病时,其取得的疗效也各异:高浓度(30～70 mg/L)可导致病理组织结构破坏,中等浓度(20～30 mg/L)主要发挥机体调节作用,低浓度(小于20 mg/L)起到供氧作用,可根据临床经验和个体差异进行选取。

(三)禁忌证及使用风险

临床上臭氧治疗的禁忌证包括:甲状腺功能亢进症(臭氧可激活体内新陈代谢)、出血性或凝血功能障碍性疾病(患者红细胞缺乏抗氧化保护系统)、臭氧过敏反应、妊娠期妇女等。

理论上,直接在输卵管内注入臭氧气体,若压力过大,有可能使气体进入黏膜血管,从而造成气栓,因此在实际操作过程中要采取一些预防措施。首先是阻塞输卵管经导丝再通成功,对比剂可以顺利进入盆腔后才注入臭氧,同时开始注气时在透视下控制压力,推一下、松一下,压力尽可能低,速度尽量慢,防止发生不良反应。

(四)相关研究

臭氧在医学上的应用要追溯到第一次世界大战期间,德国士兵利用臭氧治疗厌氧菌感染所致的气性坏疽。臭氧是一种强氧化剂,非常不稳定,常温下半衰期约20 min,易分解及溶于水,可杀灭细菌、病毒。后来,陆续有人将其应用于治疗慢性结肠炎、椎间盘突出症、关节痛、肩周炎、糖尿病溃疡及病毒性肝炎等。

国内学者对臭氧治疗的探索始于2000年,李彦豪教授等人开展早期动物实验,在狗的腰椎间盘臭氧治疗中取得原始数据。2003年,南方医院的何晓峰教授在《中华放射学》杂志上发表臭氧治疗腰椎间盘突出症的文章,在行业内引起巨大反响。

以"输卵管""臭氧"为关键词,检索国内文献发现,2006年在《当代医学》刊登了由侯守智等人撰写的《自制输卵管再通器治疗输卵管梗阻性不孕的临床应用》一文,该文章指出了臭氧应用效果良好。2008年,刘伟波等人在《中国介入影像与治疗学》杂志上报道臭氧灌注降低输卵管术后再粘连,并提出可能机制:臭氧的高效、广谱、快速灭菌作用;臭氧诱导抗氧化酶的过度表达,中和过量的活性氧属;臭氧可刺激拮抗性细胞因子及免疫抑制因子如IL-10及TGFβ₁释放产生抗炎作用;臭氧促使内皮细胞释放一氧化氮,扩张血管减轻局部组织缺氧,促进炎症消退;臭氧可增加红细胞氧气释放,减轻局部组织缺氧;另外,臭氧灌注时产生的压力具有一定的机械性分离作用。该文章称,臭氧治疗组术后6个月妊娠率为42.86%,总粘连率为7.14%。申刚等人对臭氧治疗输卵管进行了动物研究,认为输卵管臭氧灌注可有效治疗输卵管炎症,且效果优于单纯介入治疗组,同时提出输卵管内注射臭氧治疗安全浓度不宜超过 50 μg/mL。

六、中药制剂

(一)丹参注射液

丹参注射液是一种中草药制剂,也是一种肾上腺素能α受体激动剂,通过促进血液循环减少血瘀、减轻疼痛,并且能促进输卵管上皮和纤毛的恢复。目前认为可能的机制是:① 抗炎作用:丹参的有效成分主要是丹参酮 I(Tan I)及隐丹参酮(CST),Tan I 及 CST 的抗炎机制可能与其抑制 TLR 信号通路和调节一氧化氮合成酶(iNOS)合成有关;② 增加血流以改善缺血缺氧,抑制活性氧自由基对输卵管上皮细胞的过度损伤;③ 降低 smad3 及 mRNA 的异常表达,从而改善组织粘连及纤维化;④ 抑制金黄色葡萄球菌等细菌的生长。根据目前对丹参的药理研究可以发现,其不失为一种理想的防粘连药物,虽然暂未发现严重不良反应,但其是否安全依然是研究关注的重点,中药成分直接注入人体是否会引起过敏反应等都是亟待解决的问题。此外,中药成分的完全发挥需要一定的时间,其作为水溶液制剂在管腔停留的时间是否将其疗效发挥完全也不得而知。所以目前并未大规模使用,但术后防粘连中对于中药的运用可能是未来的研究方向。

(二)红花注射液

红花,又名黄花、红兰花、草红花、红花菜、菊科红花,属一年生草本植物,是活血化瘀的传统中药之一。红花注射液是以红花为主要原料,经科学提取精制而成的单一中药注射液,有效成分主要是黄酮类的红花黄色素及红花苷;其在发挥抗炎作用的同时,能够改善细胞机体内环境,增加脏器血流量,缓解局部瘀血症状,促进血管扩张,增加溶酶活性,促进纤维蛋白降解,调节毛细血管通透性,增强内皮细胞系统作用于炎症过程许多环节,促进炎症吸收。沙海林等将84位中医辨证为气滞血瘀型子宫输卵管碘油造影输卵管通而不畅患者随机分为治疗组和对照组。两组均于月经干净后进行输卵管通液,对照组给予生理盐水 20 mL＋庆大霉素 80000 U＋地塞米松 5 mg＋α-糜蛋白酶 4000 U 通液,治疗组应用红花注射液 10 mL 及生理盐水 1∶1 配比进行输卵管通液。治疗3个周期后再次行子宫输卵管碘油造影判断疗效,治疗组与对照组相比,输卵管通畅率明显增高(P≤0.05),表明红花注射液可改善输卵管血供,促进输卵管粘连的松解和吸收,消除炎症,同时增强输卵管蠕动,促进异物排出,使阻塞的输卵管再通,最终使输卵管功能恢复正常。

(三)红藤

红藤又名大血藤,为双子叶植物药木通科植物大血藤的藤茎,具有清热解毒、活血通络、祛风止痛的作用。其化学成分有毛柳苷、鹅掌楸苷、香荚兰酸、大黄酚、对-香豆酸-对-

羟基苯乙醇酯、大黄素、大黄素甲醚、胡萝卜苷、β-谷甾醇和硬脂酸、红藤甙、崩大碗酸、无梗五加苷D、二氢创质酸等;其对金黄色葡萄球菌、链球菌、大肠杆菌等多种细菌有抑制作用,可同时加强机体抗病免疫力,改善微循环,中和细菌毒素。临床上,其常用于慢性盆腔炎、前列腺炎等的治疗,通过导管直接将药物注入输卵管管腔内,可使药物足量渗入局部炎症组织,提高生物利用度,降低不良反应发生率。

七、急救药品

(一)阿托品

常用于术后迷走神经亢进(人流综合征)的治疗,一般成人用法为肌注0.5~1 mg/次,一次不超过2 mg,可用于解除平滑肌痉挛、加快心率。对于女性患者来说,需注意青光眼及高热患者禁用。

(二)肾上腺素

常用于过敏性休克抢救,一般成人用法为皮下注射0.25~1 mg/次,一次不超过1 mg,可缓解过敏性休克的心跳微弱、血压下降、呼吸困难等症状。注意高血压、器质性心脏病、冠状动脉疾病、糖尿病、甲亢、洋地黄中毒、外伤及出血性休克、心源性哮喘禁用。

(三)地塞米松

糖皮质激素类药,急救用时主要用于抗过敏、抗休克治疗,可口服、肌内注射或静脉滴注,1~8 mg/次。对糖皮质激素过敏、高血压、消化道溃疡等患者禁用。

第五节　开诊要求及宣传策略

一、输卵管性不孕症介入诊疗开诊思路

(一)了解本院输卵管不孕症患者状态

(1)了解不孕中心(不孕症门诊)每年接诊不孕患者数量,一般来说,500万人口的中等城市妇幼保健院每年接诊不孕症患者人数为1200~1500人。

(2)输卵管性不孕患者数量:就诊患者中,因输卵管性不孕患者数量决定了未来介入治疗的数量,一般来说,500万人口的中等城市妇幼保健院每年输卵管介入手术数量应在200~250台,包括再通、栓塞术及臭氧灌注术。

(3)输卵管造影患者数量:一般中等城市妇幼保健院输卵管造影术均超过1000台,正

常情况下,阳性率为5%～8%。有影响的医院,造影手术数量可超过2000台,阳性率超过10%。

(4)接受妇科宫腹腔镜手术的数量:因输卵管性不孕接受宫腹腔镜手术的患者,是未来输卵管介入治疗的对照对象,宫腹腔镜下联合输卵管再通、成形术,将是介入治疗的最佳治疗对象。

(5)本院妇科宫腹腔镜手术后患者受孕情况:研究妇科宫腹腔镜手术后患者受孕率,这将有利于积累输卵管介入治疗科研素材。

(二)了解本院具备的条件

1. 人员

建立一支基本完善的队伍,建议医师3名,技师1名,护士1名;要求为注册医师、技师和护士,其中至少一名中级或中级以上的医师;要求有完备的专业技术培训经历(包括专业进修、短期培训、年度会议学习等)。

2. 设备

(1)必须具备有一定功能的数字减影血管造影机(DSA)。

(2)配套使用的软件设备。

(3)必备的心电监护、除颤、急救药品等急救系统。

(4)有条件的可配齐输卵管臭氧治疗仪。

3. 医院资质

(1)二级及二级以上综合、专科医院均可申请血管内及非血管介入治疗。

(2)由医院申请、报备,主管局发放介入治疗许可证。

(3)有介入治疗场所(有主管局指定检测部门检测通过的报告,并在医院相关管理部门及科内存档)。

(4)有介入治疗队伍,均有放射防护培训上岗证。

(三)了解本院妇科医师工作能力状况

1. 妇科可以开展的各类手术

(1)各类妇科良、恶性肿瘤手术。

(2)输卵管疾病手术,包括单侧附件切除、输卵管吻合、造口、伞端成形术等。

2. 助孕手术范围

(1)人工授精技术。

(2)试管婴儿技术(胚胎移植术)。

(3)宫腔镜下(包括联合腹腔镜下)输卵管再通术。

3. 妇科非手术治疗的疾病范围

了解妇科非手术治疗的疾病范围,主要包括:慢性盆腔炎,慢性输卵管炎症(积水、积脓、结核等),急、慢性子宫内膜炎,急、慢性阴道炎症等,目的是为介入治疗急、慢性盆腔内炎性疾病做准备。

(四)了解本院主管部门支持力度

(1)了解主管领导对介入治疗知识掌握程度。

(2)了解助孕治疗在本院的占比(人员、治疗收入)情况。

(3)了解医院发展方向及对介入治疗学科的要求(包括建立科室、人员团队、临床工作及科教规划等)。

(五)了解周围妇幼保健院(所)不孕症状况

(1)了解本院妇女保健科、不孕症专科5~10年统计资料。

(2)了解院级接受的上级通报数据资料。

(3)了解兄弟单位在不孕不育治疗方面情况。

二、宣传策略

(一)递进式宣传

1. 递进式宣传的方法

(1)科内:开展一项新技术、新方法,首先科内人员均要学习、理解,有参与感。

(2)院内相关科室的认识与认同。

(3)院内全面宣传与介绍。

(4)市内、省内及国内,各种场合学术介绍与推介。

总之,要结合新技术引进、科研的需求,逐步推出。

2. 误区与释疑

(1)在各阶段宣传中,医生常常把学习班、沙龙会、学术会议作为宣传推广的唯一办法,更多的工作放在讲学、授课上,虽然这些做法可以提高自身在行内的影响力,但受众的方向发生了偏离。

(2)解决的办法是让患者参与学术交流,建立患者微信群,尤其是未接受治疗的患者群,将学术活动扩展到各类患者群中。

(二)"走出去"与"请进来"宣传

新技术开展初期,尤其注重"走出去""请进来"宣传。

1."走出去"

参加各类会议,学习新的技术、知识,再将自己学到的新经验、新方法介绍给领导、同事、同行,还要走进患者中,将新经验、新方法介绍给患者、家属以及传播给更多需要的人。

2."请进来"

经常请行内经验丰富、学术地位高的专家教授来授课、讲学,丰富科内、院内的学术氛围,还可请治疗后的患者讲感受与体会,请待治疗的患者参与,增强治疗的信心。

（三）及时性宣传

(1) 配合医院生殖技术需求,及时向生殖助孕提供技术服务(及时沟通)。

(2) 掌握前沿技术、理论,及时应用于自身临床工作。

(3) 及时做好临床工作中有成就的病例总结,形成报道、个案分析等,分享到同行、患者群中。

(4) 利用身边的各种媒体,如电台、电视的相关节目,充分展示工作成就,让全社会知道介入技术的作用。

第六节　放射防护要求

基于《放射诊断放射防护要求GBZ130—2020》,总结输卵管造影及介入过程中有关介入放射学放射防护要求。在这里,有以下两个概念需要了解:

(1) 介入放射学(interventional radiology)。在医学影像系统监视引导下,经皮针穿刺或引入导管做抽吸注射、引流或对管腔、血管等做成型、灌注、栓塞等,以诊断与治疗疾病的技术。

(2) C形臂X射线设备(C-arm X-ray equipment)。由C形机架、X射线球管组装体及影像增强器(或动态平板探测器)等部件组成,机架、X射线球管组合体可在一个或两个方向上转动,用于诊断、治疗的X射线设备。值得一提的是,C形臂X射线设备根据其使用方式,可分为固定式C形臂和移动式C形臂。一般来说,移动式C形臂为中、小型C形臂适合进行输卵管造影及介入治疗。

一、管理要求

医疗机构对放射工作人员、受检者及公众的防护与安全负责,主要包括:

(1) 放射诊断、治疗设备工作场所的布局、机房的设计及建造。

(2) 配备与检查、治疗工作相适应的结构合理的专业人员。

（3）对工作人员所受的职业照射应加以限制，职业照射剂量限值应符合GB 18871的规定，个人剂量监测应符合GBZ 128的要求。

（4）对放射诊疗工作人员进行上岗前、在岗期间及离岗时健康体检，定期进行专业和防护知识培训，分别建立个人剂量、职业健康管理及教育培训档案。

（5）制订人员培训准则和计划，对人员的专业技能、放射防护知识和有关法律知识进行培训，使之满足放射工作人员工作岗位要求。

（6）配置与X射线检查、治疗工作相适应的诊疗设备、检测仪器及防护设施，采取一切合理措施以预防设备故障和人为失误。

（7）制定并落实放射防护管理制度，依据放射防护质量保证大纲，采取合理、有效措施将可能出现的故障和失误的后果减至最小。

（8）制订相应的放射事件应急计划，以应对可能发生的不良事件；宣传该计划并定期进行实际演练。

（9）对受检者出现的放射损伤应及时报告卫生行政部门。

二、正当性要求

（1）医疗照射应有足够的净利益，在能取得相同净利益的情况下，应尽可能采用非医疗照射的替代方法，在无替代方法时也应权衡利弊，判断医疗照射对接受诊断或治疗的个人或社会所带来的利益大于可能引起的辐射危害时，医疗照射才是正当的。

（2）采用X射线检查应经过正当性判断，优先选用非X射线的检查方法，对不符合正当性原则的，不应进行X射线检查。

（3）所有新型医疗照射的技术和方法，使用前都应通过正当性判断；已判断为正当的医疗照射类型，当取得新的或重要的证据并需要重新判断时，应对其重新进行正当性判断。使用通过正当性判断进行的所有新型的医疗照射技术和方法时，应严格控制在其适应证范围内，要用到新的适应证时必须另行进行正当性判断。

（4）应根据诊疗目的和受照人员特征对每一项医疗照射实践进行正当性判断。如果某一项医疗照射通常被判定为非正当性，在特殊情况下又需要使用时，应逐例进行正当性判断。执业医师和有关医技人员应尽可能使用与计划照射相关的，受检者先前已有的诊断信息和医学记录，避免不必要的重复照射。

（5）应加强对孕妇和可能怀孕妇女的诊断性医疗照射进行正当性判断，特别是腹部和骨盆检查；只有在临床上有充分理由要求，才能对已怀孕或可能怀孕的妇女进行会引起其腹部或骨盆受到照射的放射学检查，否则应避免此类照射。

三、防护最优化要求

介入放射学程序中受检者防护最优化的基本目标是使利益最大限度地超过危害;医疗照射最优化过程应包括设备的选择,除考虑经济和社会因素外,应对便于使用、质量保证(包括质量控制)、受检者剂量的评价和估算等诸方面进行考查,使之能得到足够的诊断信息和治疗效果;对确实具有正当理由需要进行的医用X射线诊断检查,应遵从放射防护最优化的原则并应用有关诊断参考水平后,在保证获得足够的诊断信息情况下,使受检者所受剂量尽可能低;在施行X射线诊断检查时,应严格控制照射野范围,避免邻近照射野的敏感器官或组织(如性腺、眼晶状体、乳腺及甲状腺)受到有用线束的直接照射;医疗机构应当为受检者配备必要的放射防护用品,对邻近照射野的敏感器官或组织采取必要的屏蔽防护措施;要特别注意对胚胎或胎儿的照射,特别是当孕妇受检者的腹部或骨盆受到有用线束照射或可能以其他方式接受大剂量时的最优化处置;在施行X射线诊断检查时,除受检者以外其他人员不应滞留在机房内,当受检者需要人员协助时,应对陪检者采取必要的防护措施。对于诊断放射程序和图像引导介入程序,应确保使用:① 适当的医用放射设备和软件;② 适当的技术和参数,以便对受检者实施达到该放射程序的临床目的所需的最低限度的医疗照射,同时考虑到相关专业机构制定的可接受的图像质量相关规范和相关诊断参考水平。

四、质量保证要求

(一)质量保证大纲

质量保证大纲主要有:影像质量评价;受检者剂量评价;投入使用时及投入使用后定期对辐射发生器的物理参数进行测量、对显像装置进行检查;定期检查诊疗中使用的相应的物理因素及临床因素;书面记录有关的程序及结果;剂量测量和监测仪器、相应校准和操作条件的核实;纠正行动、追踪及结果评价的程序;规定各种X射线设备及场所应经具备资质的机构检测,合格后方可使用。

(二)测量及校准

使用的剂量测量仪器应具有连续、有效的检定证书、校准证书或符合要求的其他溯源性证明文件;在介入放射学中相关的量包括总透视时间、图像总数、透视剂量率、参考点剂量以及剂量面积乘积等。

五、X射线设备防护性能的技术要求

(1)X射线设备出线口上应安装限束系统(如限束器、光栅等)。

（2）X射线管组件上应有清晰的焦点位置标示。

（3）X射线管组件上应标明固有滤过，所有附加滤过片均应标明其材料和厚度。

（4）随机文件应说明下列与防护有关的性能：X射线管组件的固有滤过；X射线源组件的滤过；滤过片的特性；距焦点100 cm远处球面上泄漏辐射的空气比释动能率；限制有用线束的方法；在焦点到影像接收器的各种距离下有用线束照射野尺寸；焦点到影像接收面的最大和最小距离；管电压和管电流加载条件；各种使用条件下焦皮距的说明；位于有用线束中床板和滤线栅对X射线束的衰减当量；介入放射学、近台同室操作（非普通荧光屏透视）用X射线设备随机文件中应提供等剂量图，以描述设备周围的杂散辐射的分布以及工作人员典型位置的杂散辐射值，便于工作人员选择防护方案。

（5）在随机文件中关于滤过的内容，应符合：① 除乳腺X射线摄影设备外，在正常使用中不可拆卸的滤过部件应不小于0.5 mmAl；② 除乳腺X射线摄影设备外，应用工具才能拆卸的滤片和固有滤过（不可拆卸的）的总滤过应不小于1.5 mmAl；③ 除牙科摄影和乳腺摄影用X射线设备外，X射线有用线束中的所有物质形成的等效总滤过应不小于2.5 mmAl。

（6）介入放射学、近台同室操作（非普通荧光屏透视）用X射线设备防护性能的专用要求：介入放射学、近台同室操作（非普通荧光屏透视）用X射线设备应满足其相应设备类型的防护性能专用要求；在机房内应具备工作人员在不变换操作位置的情况下能成功切换透视和摄影功能的控制键；X射线设备应配备能阻止使用焦皮距小于20 cm的装置；介入操作中，设备控制台和机房内显示器上应能显示当前受检者的辐射剂量测定指示和多次曝光剂量记录；透视曝光开关应为常断式开关，并配有透视计时及限时报警装置。

六、X射线设备机房防护设施的技术要求

（一）设备机房布局

（1）应合理设置X射线设备，机房的门、窗及管线口位置，尽量避免有用线束直接照射门、窗、管线口及工作人员操作位。

（2）设备机房的位置设置应充分考虑领室（含楼上和楼下）及周围场所人员的防护和安全。

（3）每台固定使用的X射线设备应设有单独的机房，满足使用设备的布局要求。

（4）对新建、改建和扩建项目和技术改造、技术引进项目的X射线设备机房，其最小有效使用面积、最小单边长度符合以下规定（表2-2）。

表2-2 C形臂机房使用面积及单边长度要求

设备类型	机房内最小有效使用面积[②] （m²）	机房内最小单边长度[③] （m）
双管头或多管头C形臂[①]	30	4.5
单管头C形臂	20	3.5

注：① 双管头或多管头X射线设备的所有球管安装在同一间机房内。

② 指机房内可划出的最大矩形的面积。

③ 指机房内有效使用面积的最小边长。

（二）设备机房屏蔽

C形臂X射线设备机房有用线束方向铅当量不低于2.0 mmPb，非有用线束方向铅当量不小于2.0 mmPb，机房的门、窗关闭时应满足以上要求。距X射线设备表面100 cm处的周围剂量当量率不大于2.5 uSv/h时且X射线设备表面与机房墙体距离不小于100 cm时，机房可不作专门屏蔽防护。

（三）设备机房屏蔽体外剂量水平

具有透视功能的C形臂在透视条件下检测时，周围剂量当量率应不大于2.5 uSv/h；测量时，设备连续出束时间应大于仪器响应时间，具体检测方法及条件在此不赘述。

（四）设备工作场所防护

（1）机房应设有观察窗或摄像监控装置，其设置的位置应便于观察到受检者状态及防护门开闭情况。

（2）机房内不应堆放与该设备诊断工作无关的杂物。

（3）机房应设置动力通风装置，并保持良好的通风；机房门外应有电离辐射警告标志。

（4）机房门上方应有醒目的工作状态指示灯，灯箱上应设置如"射线有害、灯亮勿入"的可视警示语句。

（5）候诊区应设置放射防护注意事项告知栏。

（6）平开机房门应有自动闭门装置；推拉式机房门应设有曝光时关闭机房门的管理措施。

（7）工作状态指示灯能与机房门有效关联。

（8）电动推拉门宜设置防夹装置。

（9）受检者不应在机房内候诊。

（10）非特殊情况，检查过程中陪检者不应滞留在机房内。

（11）C形臂装置的安放应利于操作者观察受检者。

（12）机房出入门宜处于散射辐射相对低的位置。

（五）设备工作场所防护用品及防护设施配置要求

（1）介入手术室现场应配备不少于表2-3中基本种类要求的工作人员、受检者防护用品与辅助防护设施，其数量应满足开展工作需要，对陪检者应至少配备铅橡胶防护衣。

（2）除介入防护手套外，防护用品和辅助防护设施的铅当量应不小于0.25 mmPb；介入防护手套铅当量应不小于0.025 mmPb。

表2-3　介入放射学操作个人防护用品及辅助防护设施配置要求

放射诊疗类型	工作人员		受检者	
	个人防护用品	辅助防护设施	个人防护用品	辅助防护设施
介入放射学操作	铅橡胶围裙、铅橡胶颈套、铅防护眼镜、介入防护手套 选配：铅橡胶帽子	铅悬挂防护屏/铅防护吊帘、床侧防护帘/床侧防护屏 选配：移动铅防护屏风	铅橡胶性腺防护围裙（方形）或方巾、铅橡胶颈套 选配：铅橡胶帽子	—

注：鼓励使用非铅防护用品，特别是非铅介入防护手套。

（3）甲状腺、性腺防护用品铅当量应不小于0.5 mmPb。

（4）移动铅防护屏风铅当量应不小于2 mmPb。

（5）个人防护用品不使用时，应妥善存放，不应折叠放置，以防止断裂。

七、介入放射学X射线设备操作的防护安全要求

（1）介入放射学、近台同室操作(非普通荧光屏透视)用X射线设备应满足其相应设备的防护安全操作要求。

（2）介入放射学用X射线设备应具有记录受检者剂量的装置，并尽可能将每次诊疗后受检者受照剂量记录在病历中，需要时，应能追溯到受检者的受照剂量。

（3）除存在临床不可接受的情况外，图像采集时工作人员应尽量不在机房内停留。

（4）对受检者实施照射时，禁止与诊疗无关的其他人员在机房内停留。

（5）穿着防护服进行介入放射学操作的工作人员，其个人剂量计佩戴要求应符合GBZ 128的规定。

（6）移动式C形臂X射线设备垂直方向透视时，球管应位于病人身体下方。

（7）水平方向透视时，工作人员可位于影像增强器一侧，同时注意避免有用线束直接照射。

八、设备机房防护检测要求

（1）设备机房的防护检测应在巡测的基础上，对关注点的局部屏蔽和缝隙进行重点检测。

（2）关注点应包括：四面墙体、地板、顶棚、机房门、操作室门、观察窗、采光窗/窗体、传

片箱、管线洞口、工作人员操作位等,点位选取应具有代表性。

(3)设备机房放射防护安全设施应进行竣工验收,在使用过程中,应进行定期检查和检测,定期检测的周期为一年。

(4)在正常使用中,医疗机构应每日对门外工作状态指示灯、机房门的闭门装置进行检查,对其余防护设施应进行定期检查。

知识拓展2-3

X射线个人防护材料及用品要求

防护用品主要有:防护裙、介入防护手套、防护颈套、防护帽子、性腺防护裙、阴囊屏蔽器具、卵巢屏蔽器具、防护眼镜等。

一般要求:

(1)操作者的防护用品应设计成便于自行穿上和脱下的样式。

(2)受检者的防护用品应使用方便,并能够由受检者自己就能将其正确地放置在需要防护的部位上。

(3)有效衰减材料应分布均匀,并应含有高原子序数的元素。

(4)在正常使用情况下衰减性能不应有所变化。

(5)防护用品可接触到的所有外表面和内表面都应便于清洗和消毒。

(6)不应有可能接触到的有铅或铅化合物的无覆盖层或无涂层表面。

(7)根据工作场所X射线的能量和强度的差异或按有关标准的要求,选用不同类型和铅当量的防护材料及用品。

(8)使用中的个人防护材料及用品每年应至少自行检查1次,防止因老化、断裂或损伤而降低防护质量;若发现老化、断裂或损伤应自行及时更换。

(9)防护手套应至少达到所要求的最小有效衰减当量,在其整个表面、前面和背面,包括手指和腕部不应存在任何断裂。

九、妇产介入(输卵管介入)手术的辐射防护

(一)输卵管造影及介入中的辐射防护问题

输卵管阻塞不孕症介入治疗的患者是特殊的群体,患者术后要妊娠,其辐射剂量的大小与妊娠的质量有一定的关系。卵巢具有生殖功能及内分泌功能,属于对射线第一类敏感性器官。生殖细胞的放射敏感性显著高于间质细胞,所以输卵管阻塞不孕症的介入治疗在辐射防护方面比其他介入治疗更为重要。李强等研究指出,将介入治疗组在操作方面除采用辐射防护的最优化原则外,还应尽可能地减少透视时间,提高导管插管的技

术,明显缩短操作时间;患者体表接受的辐射剂量为3.66~17.19 mSv,卵巢的剂量为0.58~0.73 mSv。若在操作时不注意防护或插管技术欠佳,给患者的辐射剂量过大,就可能造成不良后果。

关于术后妊娠的问题,国内一般文献指出,在接受子宫输卵管造影术后1个月内要避免妊娠,而国外文献指出,子宫输卵管造影术后1个月内,建议不要进行其他治疗,等待自然妊娠。国内有报道在进行子宫输卵管造影后当月妊娠者。国内大多数医院随访术后1个月妊娠者,均分娩出正常的婴儿。所以,一般在正常操作下,进行输卵管阻塞介入治疗术1个月后妊娠对胎儿无影响。

一般来说,X线HSG检查中可采用多种方法来降低辐射剂量,如尽量缩小曝光视野,还可尽量减少X线曝光时间,包括减少透视时间、减少摄片幅数,甚至采用盲法摄片进行造影检查(缺点是不能保证摄片时相、不能动态观察)。临床上为了降低X线照射对受孕的影响,使辐射损害得到有效地恢复,一般对HSG检查中未发现影响受孕的子宫、输卵管病变的患者,建议在检查结束3个月后试孕,也有报道称应用水溶性对比剂可在1个月后试孕。

笔者认为,应在我国输卵管阻塞介入治疗中制订一项可严格执行的保证介入治疗的质量的计划,该计划中可包括介入治疗的适应证、禁忌证、患者的准备、设备、技术参数(kV、mAs等)、透视观察时间以及辐射防护的要求,最大限度地降低受照剂量以减少辐射的危害,保护受照者的身体健康。

(二) UAE 术中辐射防护

马奔等研究认为在UAE术中铅吊屏和铅挡板分别能够屏蔽94%和98%的散射线,因此,只要正确使用床屏、吊屏和铅屏风等防护设备,再辅以个人防护用品,术中操作者接受的辐射剂量是安全的。同时手术医师可通过熟练掌握盆腹腔血管、介入手术技巧性和协调性,熟悉操控系统,正确使用数字减影机的某些功能,入路图技术等帮助定位导管,可明显减少手术时透视时间,从而降低所受剂量。其还以距离卵巢最近的后穹隆部位测得的辐射剂量值作为卵巢的近似辐射剂量值,测得术中卵巢的辐射剂量为96.98±54.36 mGy,远远低于可能导致卵巢损伤的辐射剂量水平,因此,UAE术中辐射剂量对卵巢是安全的。

十、辐射防护新进展

近年来,关于介入手术时防护新办法常见诸报道。浙江大学周建炜等人设计了新型悬浮式防护服,其设计基本理念是移动式无负重全面防护,主要包括三个部分:①防护头盔:无顶,可拆卸,为透明的防辐射材料,为操作者提供宽阔的视野。②防护主体:基本材料为铅胶皮,具有2.0 mm/1.0 mm(正面/侧后面)铅当量的X线防护能力。防护服后面设有可启闭的开口。两侧手臂处设置防护软帘。③活动实时调节装置:防护服左右支架通过宽度调节装置连接,相向或相背运动调节防护服横向的宽度,适合不同身材的术者。同时,上下半身防护支架通过承接部活动装置和高度悬浮装置连接,可实现前、左、右、上、下5个维度的活动。防护服底部为4个万向轮,方便移动,并承担所有重量,以实现零负重(图2-23)。

还有部分学者尝试在介入室外进行输卵管介入操作。随着人工智能的发展,介入机器人成为研究热点,如何在令手术更加精准顺畅的同时,让介入医生远离辐射侵害亟待解决。

北京天坛医院神经介入中心的医生于2019年成功操作血管介入机器人"鲁班",为一名来自陕西的女患者进行全脑血管造影手术,手术中导管导丝递送、旋转顺畅稳定。检查结果显示动脉瘤栓塞完全,载瘤动脉通畅。这是我国首例机器人辅助全脑血管造影手术。本次手术使用的"鲁班"微创血管介入手术机器人是由北京天坛医院李佑祥教授临床研究团队联合北京理工大学肖楠教授的机器人技术团队研发的,这是一款具有完全自主知识产权的微创血管介入手术机器人系统,定位于神经介入领域应用,其研发与应用将会有效提升我国在血管介入手术机器人领域的技术水平。

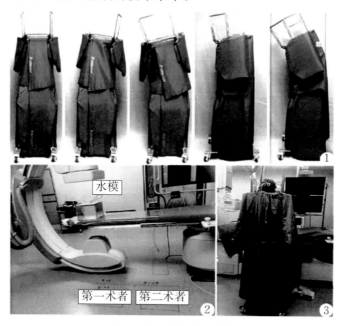

图2-23 辐射防护服

(资料来源:周建炜. 新型悬浮式防护服防X线辐射效果、可操作性和舒适性评价[D].杭州:浙江大学,2018.)

2020年上海国际进口博览会,西门子公司展出全球首款介入机器人——Corindus,医师可远程控制辅助机械臂装置,大大减少辐射作业(图2-24)。当然,关于手术操作的精细度是否能达到要求,是否有利于医生及患者需求,还有待观察。但不可否认,使用介入机器人参与医学诊疗是介入行业的发展趋势。

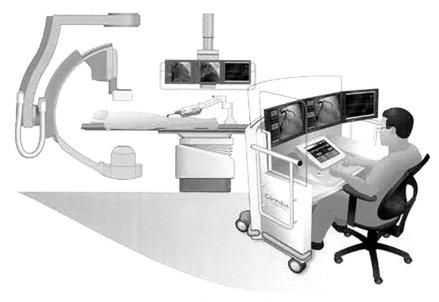

图2-24　室外介入手术操作

（资料来源:西门子医疗）

参 考 文 献

[1] 连方,赵斌,胡安常,等.输卵管导管扩张再通术治疗输卵管阻塞[J].山东中医学院学报,1989(6):31-32,36.

[2] 李艳芳.一种输卵管栓塞:CN99240734.6[P].2001-02-13.

[3] 曾庆乐,陈勇.介入性输卵管绝育术的研究现状及进展[J].中国医学影像学杂志,1999(1):67-68.

[4] 李福霞.透明质酸钠用于腹腔镜下输卵管再通术的临床研究[J].中国实用医药,2011,6(21):95-97.

[5] 聂桂香.医用几丁糖凝胶预防输卵管复通后的粘连[J].中国组织工程研究与临床康复,2011,15(29):5413-5416.

[6] 黄晨,陈汉威.输卵管介入再通术综述[J].广州医科大学学报,2015,43(6):69-70.

[7] 郭秀莲,宋桂香,王丽霞.糜蛋白酶用于输卵管通液致过敏性休克1例[J].中国计划生育和妇产科,2010,2(2):59-60.

[8] 环璐瑶,冯定庆,凌斌.输卵管阻塞性不孕再通术后防粘连的研究进展[J/OL].海南医学院学报,2020(8):1-7(2020-08-25). https://doi.org/10.13210/j.cnki.jhmu.20200825.004.

[9] 袁娟,刘婧.输卵管阻塞性不孕介入再通术后粘连的预防[J].现代仪器与医疗,2017,23(2):44-45.

[10] 陈敏,何志兵.输卵管介入再通术后应用透明质酸钠预防复发性粘连的临床价值[J].中国临床医学影像杂志,2012,23(6):430-431.

[11] 古梅,何玉梅,宁荣萍,等.酮咯酸氨丁三醇在子宫输卵管超声造影中的超前镇痛作用[J].中华医学超声杂志,2020,17(2):136-139.

[12] 林苏云,周小青,胡李芳.腹腔镜输卵管妊娠切开取胚术后不同处理方式对生育力的影响[J].浙江创伤外科,2019,24(6):1200-1201.

[13] HUANG C, HE X, LUO W, et al. Combined chitosan and Dan-shen injection for long-term tubal patencyin fallopian tube recanalization for infertility[J]. Drug Delivery and Translational Research,2019,9(4):738-747.

[14] 李丹丹.西洋参丹参配伍对血栓形成的干预机制研究[D].北京:中国中医科学院,2019.

[15] CUI S, CHEN S, WU Q, et al. A network pharmacology approach to investigate the anti-inflammatory mechanism of effective ingredients from Salvia miltiorrhiza[J]. International Immunopharmacology,2020,81:106040.

[16] 谷风,沈祖泓,曾远强,等.丹参注射液对输卵管炎大鼠输卵管组织Smad_3mRNA表达的影响[J].中国中医药科技,2015,22(5):500-501.

[17] 严英,李盈,周伟生.输卵管阻塞的介入治疗进展[J]. 介入放射学杂志,2007,16(10):714-717.

[18] 宋文玲,黄沂,农秀明,等.盐酸利多卡因在数字化子宫输卵管造影中的作用[J].当代医学,2015,21(27):138-139.

[19] 叶萍,李兆申,邹学武.间苯三酚注射液治疗痉挛性腹痛的临床观察[J].第二军医大学学报,2002,23:426-429.

[20] 陈淑涛,毛盛伟,林青,等.红花注射液在妇科疾病中的运用举隅[J].四川中医,2014,32(9):140-141.

[21] 胡谋波,吕军影.红花注射液的临床应用进展[J].湖北民族学院学报(医学版),2017,34(1):68-70.

[22] 沙海林.红花注射液治疗输卵管通而不畅42例[J].现代中医药,2014,34(1):43-44.

[23] HUANG C, HE X, LUO W, et al. Combined chitosan and Dan-shen injection for long-term tubal patencyin fallopian tube recanalization for infertility[J]. Drug Delivery and Translational Research,2019,9(4):738-747.

[24] 黄晨,黄益,陈汉威.几丁糖丹参混合液介入再通治疗输卵管阻塞性不孕的量效关系研究[J].医学影像学杂志,2017,27(8):1537-1542.

[25] 黄晨,郭真真,陈汉威,等.壳聚糖与丹参混合液在输卵管介入再通术中的应用研究[J].中华生物医学工程杂志,2016,20(1):67-71.

[26] 羊冬梅,李宁宁,牛国昌,等.联合肌注地塞米松和盐酸戊乙奎醚对子宫输卵管造影检查不良反应的预防效果[J].山东医药,2017,57(15):89-91.

[27] 李梅清,张群峰,周静,等.介入治疗结合红藤治疗输卵管梗阻性不孕症的临床分析[J].当代医学,2013,19(36):5-7.

[28] 侯守智,杨延清,刘磊,等.自制输卵管再通器治疗输卵管梗阻性不孕的临床应用[J].当代医学,2006(11):30-31.

[29] 刘伟波,李启锡,何晓峰.医用臭氧在介入治疗输卵管阻塞性不孕症中的临床应用[J].中国介入影像与治疗学,2008(03):206-208.

[30] 申刚,谭小云,陈德基,等.介入再通联合臭氧治疗阻塞性输卵管炎的实验研究[J].介入放射学杂志,2012,21(05):405-409.

[31] 申刚,谭小云,陈德基,等.不同浓度臭氧对正常兔输卵管影响的实验研究[J].吉林医学,2012,33(17):3587-3588.

[32] 韦英成,梁晓行,吴肖梅,等.臭氧在临床疼痛医学中的应用及研究进展[J].中国全科医学,2020,23(23):2969-2974.

[33] 周建炜.新型悬浮式防护服防X线辐射效果、可操作性和舒适性评价[D].杭州:浙江大学,2018.

[34] 全国首例机器人辅助全脑血管造影手术[J].微创医学,2019,14(6):826.

[35] 李强,潘芝梅.不孕症介入治疗中患者受照剂量调查[J].中华放射医学与防护杂志,2001,21(6):450-451.

[36] 李玉斌.子宫输卵管造影正常的不孕妇女生殖结果及在临床和腹腔镜的发现关系[J].国外医学(计划生育分册),1996(1):55-56.

[37] 姜梅,曹育爱,张少玉,等.75例子宫输卵管碘油造影的临床报告[J].中国计划生育学杂志,2001(1):30-32.

[38] 张殿星,田军,许观照,等.低剂量数字化平板探测器在子宫输卵管造影中的辐射剂量研究[J].医学影像学杂志,2013,23(10):1600-1603.

[39] 马奔,陈春林,刘萍,等.30例妇科良性疾病介入治疗的辐射剂量分析[J].中国妇产科临床杂志,2005,6(5):331-333,325.

[40] 杨宝,张兰.临床实用药理学[M].北京:中国医药科技出版社,2018.

[41] 何晓峰.臭氧治疗的临床应用[M].北京:科学出版社,2009.

[42] 石一复.输卵管疾病[M].北京:人民军医出版社,2009.

[43] 杨珂,戚延龄.临床妇产科子宫输卵管造影学[M].天津:天津人民出版社,1974.

[44] 中华人民共和国国家卫生健康委员会.放射诊断放射防护要求:GBZ 130—2020[S/OL].(2020-04-23).http://www.nhc.gov.cn/wjw/pcrb/202004/3db780ee6bx84d699d198da17f6f74/files/67d5d27c85814d118009e5671b795f63.pdf.

南通市妇幼保健院　　　　　瞿　斌
安徽医科大学附属妇幼保健院　李　兵
　　　　　　　　　　　　　　袁冬存

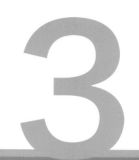

第三章
子宫输卵管造影

第一节　输卵管性不孕症

　　输卵管发生急性炎症、粘连、梗阻、积液等异常情况时,会使输卵管组织形态结构发生改变,从而影响输卵管伞端拾卵及运送受精卵进入宫腔着床的功能,可导致不孕,这种因输卵管异常导致妇女不能生育的情况称为输卵管性不孕(tubal factor infertility)。

一、病因

　　造成输卵管性不孕的原因主要有以下几种:盆腔炎性疾病(pelvic inflammatory disease,PID);子宫内膜异位症;手术史(盆腹腔手术、绝育);先天性输卵管发育异常等。

二、流行病学

　　全世界约15%的夫妇(约5000万对夫妇)罹患不孕。在我国,有研究发现,不孕原因中女性因素占43.2%,男性因素占26.4%,男女双方因素占24.5%,原因不明的占6.0%。输卵管性不孕占女性不孕原因的10%～30%,其中近端梗阻占20%～45%,中远端梗阻占35%～80%。大量的研究表明,输卵管性不孕的危险因素包括:PID、腹盆腔结核、异位妊娠、阑尾炎、盆腔手术(包括人工流产手术)、IUD避孕等。

三、输卵管性不孕的检查方法

(一)子宫输卵管造影

　　子宫输卵管造影(HSG)是女性不孕症中检查输卵管情况最常用和有效的初筛方法,其具有无创、方便、廉价、操作简单、诊断准确性高等优势,并能发现输卵管、宫腔、盆腔病变。

（二）超声检查

超声检查包括普通超声、二维、三维及四维子宫输卵管超声造影,其中普通超声对输卵管积水的提示敏感度和特异度较高。超声从二维到四维的发展也让超声检查成为子宫输卵管的一线检查方法。

（三）宫、腹腔镜

腹腔镜联合宫腔镜输卵管通液术是检测输卵管形态、通畅度及盆腔粘连的"金标准",但其有创、费用较高,且难以避免麻醉和手术风险,故不作为一线检查方法。

（四）经阴道注水腹腔镜及输卵管镜检查

经阴道注水腹腔镜可以检查宫腔、输卵管和卵巢,并可同时进行宫腔镜、输卵管插管和输卵管镜检查,而输卵管镜检查是一种直接观察输卵管黏膜的内镜技术,但因二者存在价格昂贵、使用不方便、需要专用设备等问题,故未被广泛接受。

（五）其他方法

除上述方法外,还有普通子宫输卵管通液术、磁共振子宫输卵管造影（MR-HSG）以及放射性核素子宫输卵管造影检查等方法。普通子宫输卵管通液术操作方便,但不能显示输卵管的具体情况,已是一种濒临淘汰的技术,应用不多。MR-HSG是近年来发展起来的一项新技术,其优点在于无辐射、可清晰显示子宫、卵巢的形态,对不孕患者的盆腔情况进行"一站式检查",具有广阔的应用前景;但其缺乏大样本临床应用,尚需更多的尝试与研究。

四、输卵管性不孕的治疗方法

（一）输卵管再通术

输卵管再通术应用于输卵管粘连、梗阻的治疗,常用方法有:X线引导下输卵管导丝介入再通术、超声引导下输卵管介入再通术、宫腔镜或宫腹腔镜联合下输卵管导丝介入再通术。

（二）输卵管栓塞术

输卵管栓塞术应用于输卵管中、重度积水的治疗,常用方法有:X线引导下输卵管弹簧圈或真丝线段介入栓塞术、宫腔镜下输卵管栓塞术。

（三）输卵管选择性通液治疗

输卵管选择性通液治疗应用于输卵管轻度粘连的治疗,也可用于输卵管介入再通术后巩固治疗。

（四）传统妇科手术及宫腹腔镜下手术

总之,输卵管性不孕的检查及治疗方法多样,放射介入治疗以其高效、无创的治疗特点成为输卵管治疗的常用方法之一,其简便、易学,深受医生欢迎。但其发展亦有掣肘:介入方法不为患者甚至不为妇产科医生了解和熟悉、放射介入的辐射顾虑等。然而,随着循证医学的发展,精细、个性化治疗也正成为医生和患者的诉求,介入医学在这种背景下,将会大有所为。

第二节　子宫输卵管造影适应证、禁忌证、术前准备及规范化操作

子宫输卵管造影又称输卵管造影,是将造影剂经宫颈注入子宫和输卵管,在X线下透视或摄片显示子宫腔形态、位置、大小和输卵管腔的形态、位置,以发现宫腔和输卵管内病变、畸形并评估输卵管通畅度、盆腔弥散情况的一种检查方法。20世纪20年代,输卵管造影首次应用于子宫输卵管检查,主要用于检查、诊断不孕症,是目前诊断不孕症等女性内生殖器官异常相关疾病的首选影像学检查方法。

HSG检查临床应用广泛,诊断准确性较好。2014年Meta分析HSG诊断敏感性为94％,特异性为92％。

一、适应证与禁忌证

（一）适应证

怀疑阴道、宫颈、子宫或输卵管、盆腔因素不孕,不明原因不孕者和辅助生殖要求检查等原因;诊断生殖器官畸形及分类;评价子宫、输卵管手术(子宫矫形手术、子宫腔粘连松解术、输卵管再通术等)术后形态;绝育术后输卵管阻断效果评价。

（二）禁忌证

无性生活史或可能妊娠的患者,碘造影剂过敏患者,生殖系统急性炎症期或处于月经期的患者,重要脏器功能不全、全身感染或发热患者,活动性肺结核患者,子宫恶性肿瘤患者等不宜使用该检查方法。

二、术前准备

(一) 患者及医师术前准备

(1) 月经干净后3~7天(部分学者认为5~8天)可进行输卵管造影,过早易发生淋巴管静脉回流,过晚则损伤子宫内膜,易出现假阳性。月经周期较长者可适当推迟,周期短者可测量基础体温,安排在排卵前造影。

(2) 要求患者术前无发热和严重的全身性疾患等;术前行白带分析检查,明确无急、慢性生殖道炎症。阴道分泌物检查包括:白带清洁度、霉菌、滴虫、支原体、衣原体,正常是白带清洁度1~2度、霉菌阴性、滴虫阴性、支原体阴性、衣原体阴性。

(3) 医生因仔细询问患者病史,书写门诊病历,充分告知患者该检查的目的、方法及不良反应等,并让患者签署《造影告知同意书》。

(4) 检查前30 min向患者肌注阿托品0.5~1 mg或口服阿托品片剂。

(5) 手术医生常规洗手、消毒。

(二) 手术室及器械、造影剂准备

(1) 建议在专业介入手术室DSA机器下行造影术,普通胃肠机辐射量大且患者感染风险增高。

(2) 造影前器械准备包括:造影手术包一个、10 mL或20 mL注射器一支、一次性造影导管一根。

(3) 造影剂准备:碘海醇、碘油等。

(4) 必要时准备高压注射器。

三、操作步骤及注意事项

(一) 操作步骤

(1) 患者取截石位,碘伏消毒会阴部及手术区。

(2) 铺巾,放置扩阴器,充分暴露宫颈。

(3) 阴道及宫颈消毒,必要时行宫颈麻醉。

(4) 放置双腔球囊导管,利用1.5~2.0 mL生理盐水或空气充盈球囊,以轻拽导管不致脱出宫颈管为宜。

(5) 利用20 mL注射器抽取碘海醇8 mL、生理盐水8 mL,1:1稀释后注入导管内,开始摄片。造影剂注入及摄片有两种方式可供选择:

① 医师手动推注:第一次注入造影剂混合液2~3 mL后摄一次片,以观察到子宫腔及输卵管近端显影为佳;第二次注入造影剂混合液5~6 mL后摄一次片,以观察到输卵管伞

端造影剂溢出为佳。

② 利用高压注射器或宫腔输卵管推注仪连续推注：造影剂混合液 16 mL，流率 0.3～0.5 mL/s，压力为 100 psi，注射开始后延迟 5 s，以 1 帧/s 的速度采集图像，当造影剂混合液经伞端溢出盆腔内时，则停止曝光和注射；如若一侧或两侧输卵管阻塞，则在造影剂到达阻塞部分时停止摄片，加压注射，当患者出现腹盆部疼痛难以忍受时，则停止注射。

（6）拔管，取出扩阴器，嘱咐术后注意事项。

（7）若造影剂使用水剂，造影后 20 min 拍摄延迟片（盆腔复查片）；若使用油剂，需在 24 h 后复查。

（二）注意事项

1. 拍摄盆腔蒙片

造影前观察盆腔内结构是必要的。一是分辨异物、盆腔静脉石、输卵管及膀胱结石、盆腔淋巴结钙化，尤其是盆腔内淋巴结钙化，对诊断生殖系统结核具有一定的提示意义；二是部分患者输卵管向上走行，远端与骶髂关节重叠，若无蒙片，则易误认为骶髂关节为输卵管显影。

2. 术前安抚

女性患者检查常有紧张、恐惧情绪，在造影检查前积极安抚患者情绪尤为重要，术前常规询问相关病史，如妊娠生育史、手术史等，尤其是输卵管手术、宫外孕病史等，对后期的报告书写有帮助。经产妇特别是顺产妇子宫颈口相对松弛，球囊体积可能相对较大。

3. 双腔球囊导管的插管

患者取截石位，双腿充分地外展；常规妇科消毒铺巾后，用宫颈钳固定子宫，充分地暴露宫颈外口，插管前用造影剂排空检查管内的气体。正常子宫呈轻度前倾或后倾，导管经宫颈口插入宫颈后可顺势进入宫腔，进入宫腔有一定的落空感，插管难度不大；但遇到子宫、宫颈曲度、倾斜角度过大、子宫位置不正时，插管可能会遇到困难。当导管插入宫颈内遇到阻力无法插入宫腔时，可使用探针探查宫腔位置，并配合宫颈钳纠正宫颈曲度后再行插管或将导管内的粗导丝轻轻抽出 1～3 cm 后，继续向内插入至宫腔位置。整个过程禁忌暴力操作。

4. 注意球囊及造影管的位置

避免将球囊或造影管的前端置于宫角处，因为刺激宫角会导致宫角及输卵管间质部肌肉痉挛，此时输卵管收缩可致输卵管假性阻塞。若遇到上述情况，可将造影管轻轻往后拽出或释放球囊内 0.5 mL 的空气，使造影管前端移离宫角处再行检查；还可向造影管内注入 1.0 mL 2% 利多卡因注射液，以解除输卵管痉挛现象（图 3-1）。

球囊充盈须在球囊进入宫腔后进行,避免将充盈的球囊卡在宫颈管处,此处植物神经众多,易引起迷走神经兴奋,导致人流综合征的发生;造影手术时因子宫位置不正、宫颈管打折等原因,置管前对宫颈的钳夹、牵拉难以避免。因此,医生在操作过程中应尽量动作轻柔,减少发生人流综合征的可能性。

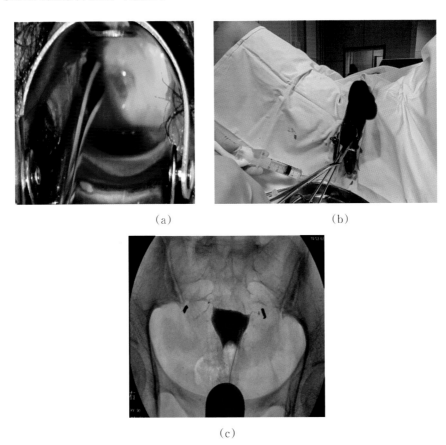

（a）　　　　　　　　　　　　　　（b）

（c）

图3-1　球囊及造影管位置示意图

（a）宫颈钳固定宫颈;（b）插入造影管并回拽后再推注造影剂;（c）球囊和造影管位置

5. 造影导管的选择

1）双腔球囊导管

造影导管种类多样,最常用的是双腔球囊导管,方便实用。但这种球囊会使部分患者产生较强的疼痛感和坠胀感,对宫颈狭窄的患者来说,更是难以进入到子宫内;对宫颈管过长的患者来说,一是插管难度较大,二是导管进入宫腔内,可能会阻塞子宫输卵管开口,导致输卵管阻塞假阳性表现,有其局限性。

2）锥形头造影管

锥形头造影导管的特点是:导管前端呈前细后宽喇叭状,便于有效固定于宫颈管处,相比传统球囊固定,可减轻对患者子宫内膜刺激,减轻患者的疼痛感,降低宫腔感染可能;导管尖端有1个长2 cm的疏通管与喇叭形固定器相连,可有效防止造影剂回流,提高造影效率。值得注意的是,部分患者的宫颈管松弛,可能会使造影剂返流,不易控制,此时需用力抵住造影管并注入造影剂或换用双腔球囊导管。

6. 造影剂的选择

造影剂及生理盐水的温度最好接近体温,若造影剂过冷,注入宫腔后,会刺激子宫,从而收缩挤压宫角,影响输卵管间质部显影。主要有以下几种造影剂:

1)水溶性造影剂

水溶性造影剂粘稠度低、流动性好、吸收快,在检查中会快速经输卵管伞端弥散进入盆腔,后通过泌尿系代谢,只需20 min便可拍摄延迟片。

2)碘水

碘水图像质量较佳,可显示子宫和输卵管黏膜的微细结构,因渗透压较低,引起的刺激和不适较少且轻(图3-2)。同时,由于流速及弥散过于迅速,有时会出现输卵管管腔充盈欠佳和输卵管远端微小病变显示欠清的情况。

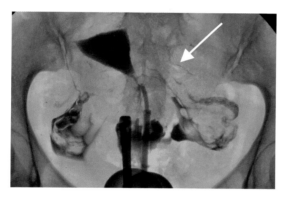

(a)

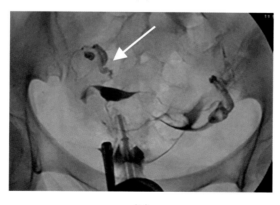

(b)

图3-2 碘水造影

(a)左侧输卵管近端未见显示(白色箭头处);(b)输卵管粘膜碘水显示清晰(白色箭头处)

3）碘油

碘油,又称碘化油,属于脂溶性造影剂,不溶于水、黏滞性高、图像稳定性好,可清晰观察子宫腔、输卵管结构(图3-3)。有研究证明,使用碘油造影后甚至能够增加怀孕概率。碘油进入盆腔后通过腹膜的免疫细胞(巨噬细胞)吞噬排出,吸收慢。早期的普通碘油造影剂因其纯度问题可能会增加患者发生脂质栓塞(严重的会使个别患者发生并发症,甚至死亡)的风险概率或形成肉芽肿。近年来使用的超液化碘油则几乎不存在脂质栓塞和肉芽肿形成的风险,HSG检查前也无需做碘过敏试验。虽然碘油黏滞性高,使用医用一次性塑料注射器推注碘油时,其阻力比碘水明显增大,但这并不意味着患者的输卵管通畅度下降。

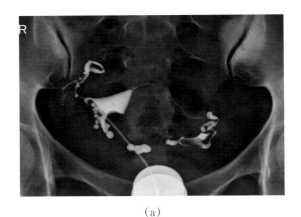

(a)

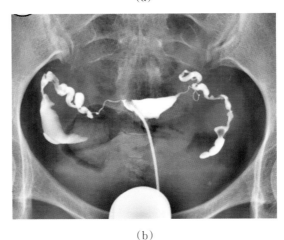

(b)

图3-3　碘油造影

(a)显影稳定性好于碘水,输卵管近端纤细管腔显示清晰;(b)碘油在管腔充盈更好

7. 应对造影剂逆流进入静脉和淋巴系统

在HSG检查过程中,当造影剂逆流进入宫旁间质、静脉、淋巴系统时,容易使患者产生不良反应,尤其是碘油,要引起重视。当发生造影剂逆流进入血管、淋巴系统的情况时,要

立即停止推注造影剂,询问患者是否有心慌、气促、咳嗽、过敏、下腹部疼痛等症状,有异常者需密切观察其生命体征,要对症治疗或留院观察。若患者无明显异常,则停止推注造影剂,等待静脉、淋巴系统内的造影剂回流消失后(2~3 min),再次拍摄一次弥散片;若输卵管显影、造影剂盆腔有弥散,可正常拍摄延迟片;若输卵管未见显影,可与患者沟通是否采用选择性输卵管造影(SSG)或结束检查。发生造影剂逆流的主要原因有:① 宫腔压力突然增大;② 子宫内膜薄;③ 宫腔粘连;④ 子宫内膜炎;⑤ 内膜损伤等(图3-4)。

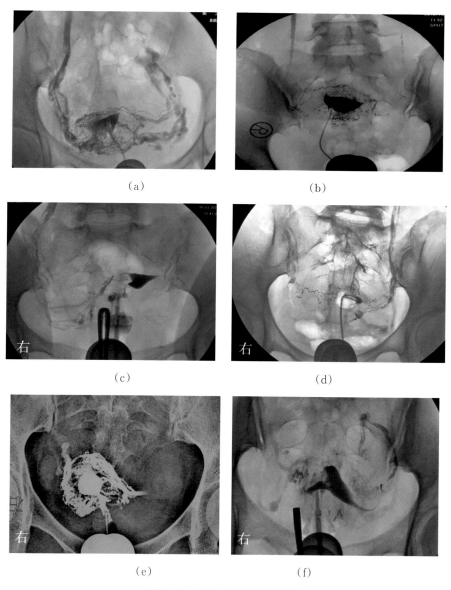

(a)　　　　　　　　　　　　　　　(b)

(c)　　　　　　　　　　　　　　　(d)

(e)　　　　　　　　　　　　　　　(f)

图3-4　造影剂逆流及原因

(a) 碘水逆流;(b) 碘油逆流;(c) 超声提示子宫内膜薄;(d) 球囊导致宫腔压力增大;

(e) 放节育器十年影像;(f) 宫腔粘连

8. 造影剂推注法

1）人工推注法（盲法摄片）

此推注法可最大限度减少患者的辐射剂量，但对医生的摄片时机的把握要求较高；其缺点是：无法实时动态观察子宫输卵管造影形态。

2）高压注射器或宫腔输卵管推注仪推注法

此推注法可较好显示子宫、输卵管动态造影图片；其缺点是：辐射剂量相对较大，患者的疼痛感较强，压力过大时易导致静脉、淋巴系统发生造影剂回流现象。一般来说，当最大压力控制在200 psi以下时，上述不良反应的发生概率较小。

9. 延迟片的拍摄

在众多医疗机构中，对延迟拍片的时机选择的标准并不统一。以水性造影剂为例，在妇科检查时，若患者输卵管伞端周围造影剂弥散较好或输卵管阻塞时，延迟拍片的时间相对较短；若患者输卵管伞端周围造影剂弥散较差或输卵管远端可能积水时，可延长延迟拍片的时间（大约25 min）。油性造影剂的延迟拍片时间较为统一，业界普遍认为是造影24 h后。

10. 避免一些不规范的操作

（1）外阴、阴道、宫颈消毒不严格。由于女性外生殖器处于有菌环境下，若没有进行严格的消毒，易导致逆行感染。

（2）操作手法粗暴。粗暴的操作手法，易造成宫颈及子宫黏膜损伤，引起患者不适。

（3）空气未排净。推注造影剂时，未将注射器内空气排净，会导致空气随造影剂注入宫腔，甚至是输卵管内，形成充盈缺损影，造成误诊。

（4）注药量失当、压力过大。造影剂量少或造影剂外漏，都不能正确显示输卵管通畅情况，从而造成输卵管假性不通；造影剂量过多，一是会引起患者胀痛不适，二是过多的造影剂聚集于盆腔，会使输卵管通而不畅、盆腔粘连，从而影响诊断结果。注药压力过大，易损伤子宫内膜及输卵管。

（5）注药过快或过慢。注药过慢，难以达到对轻度输卵管粘连的疏通作用；注药过快，则易引起输卵管痉挛。

四、术后管理

（一）术后医护人员的工作

（1）造影术后应及时保存、传输图像，打印胶片，书写报告。

（2）发报告时，根据患者子宫输卵管情况，纳入不同介入治疗路径。

（3）将患者纳入随访序列。

（1）术后注意事项。禁同房2周;禁盆浴2周;术后可口服抗生素3天,常规使用头孢类抗生素;使用克林霉素凝胶进行阴道清洗。

（2）术后阴道少量流血是正常的,不超过月经量无需就医,需注意阴道清洁卫生工作,防止感染。

（3）部分患者术后会出现下腹疼痛、月经周期紊乱的情况。

（4）患者应谨遵医嘱及时复查。

（5）关于辐射剂量及何时怀孕问题。由于在HSG检查中,卵巢暴露在照射野中,而卵巢属于X线照射1类影响器官,HSG检查是以受孕为目的,X线对受孕的影响及检查后何时备孕成为受人关注的热点问题。国外研究认为,HSG检查中双侧卵巢的常规吸收剂量为2.7 mGy,而国际放射防护委员会(international commission of radiological protection,ICRP)第60号出版物指出卵巢的急性吸收剂量达到2.5～6.0 Gy,或多年累计辐射剂量超过0.2 Gy/年会造成女性不孕,可见HSG检查辐射对女性生育影响是很小的。有研究认为,从长远影响来看,常规HSG检查对未来胎儿的危害及致命癌症形成的概率小于1/1000。

在我国,以常规连续摄片10 s为例,张殿星等研究发现,低剂量数字化平板探测器应用于HSG检查时,可将患者的有效剂量降低到0.39 mSv,而应用平板探测器的有效剂量约1.26 mSv,普通数字X线机的有效剂量为3.52 mSv,可以总结出低剂量模式(自动曝光控制,AEC)在减少患者辐射损害方面的优越性,这种优越性在盲法摄片中会得到更显著的体现。

为了最大限度地降低X线照射对女性患者受孕的影响,临床上一般建议HSG检查无明确阳性发现的患者在检查结束3个月后试孕,随着水溶性造影剂的广泛应用,越来越多的研究认为检查结束1个月后即可试孕。

第三节　正常子宫输卵管造影表现判读

一、HSG检查的影像判读步骤及方法

（1）子宫显影相。观察宫腔大小、形态、位置,宫腔内有无充盈缺损或异常突起。

（2）输卵管显影相。观察输卵管走行方向,形态是柔顺、光滑还是僵直、纤细;观察输卵管有无过度上举、扭曲、返折或局部膨大等情况;观察输卵管内造影剂流动的连续性及两侧输卵管显影同步性。

（3）盆腔弥散相。观察造影剂从伞端溢出的形态、量的多少;观察两侧输卵管伞端造影剂溢出时间是否一致;观察盆腔内造影剂的分布及形态,以及是否均匀、是否左右对称。

（4）延迟相。观察盆腔内造影剂弥散情况,即是否呈云絮状。特别是对于疑似输卵管远端积水、伞端周围粘连的患者,注意观察延迟摄片后造影剂的弥散;观察输卵管行程内有无造影剂残留。

二、正常子宫输卵管造影表现

（一）子宫及宫颈管的形态、位置

正常子宫腔容积3～5 mL,造影剂注入宫腔5～7 mL即可充满,这种宫腔容积弹性与子宫伸展及柔软度有关(月经开始前2～3天,子宫伸展度最大,分娩后比妊娠前大),且与子宫肌的紧张度有关。但需要注意子宫肌局部收缩似局部缺损的情况。

子宫在盆腔中位于冠状位正中线位置,呈前倾或后倾改变都为正常表现,一般以后倾常见,在正常子宫造影盆腔正位片中可表现为倒置三角形、不规则三角形(菱形),也可为倒置马鞍状(蘑菇形);而当子宫前倾时,则表现为上尖下宽三角形。经产妇宫腔容积往往较未孕妇女大,但在具体临床工作中,个体的宫腔容积差异较大,检查中若子宫腔内壁光滑,无充盈缺损或异常突出影,无明显子宫畸形,即认为是正常表现。

宫颈管有三种类型:纺锤形、圆柱形、蘑菇形。子宫颈管的宽度随月经周期发生改变:增殖期雌激素使得宫颈管增宽,分泌期黄体酮使之变窄。

（二）输卵管的形态、位置

输卵管开口于两侧宫角处,自近及远依次分为宫角部(间质部)、峡部、壶腹部、漏斗部、伞部(图3-5)。① 位于子宫壁内的一段为宫角部(间质部);② 由宫角至开始变粗(开始弯曲)的一段为峡部;③ 较粗而往往弯曲的一段为壶腹部;④ 壶腹部再次扩大,至输卵管伞根部为漏斗部;⑤ 漏斗部的远端为伞部。20世纪,中山医学院的解剖研究指出,成人的输卵管长度为7.3～10.3 cm,输卵管各段的管腔长度及内径是:宫角部平均长度为11.81 mm、内径为0.93 mm;峡部长度为24.67 mm、内径为0.31 mm;壶腹部长度为42.44 mm、内径为1.80 mm。

在国内的另一项研究中,所测的输卵管内口至壶腹部开口的长度最长部分为182.2 mm,最短为19.2 mm,个体差异巨大。研究者还认为,输卵管越长越迂曲,越容易受到邻近器官的推移、挤压,从而导致精子、卵子及受精卵的行程增加,但是否会影响怀孕,是否是输卵管性不孕症的原因之一尚待研究。

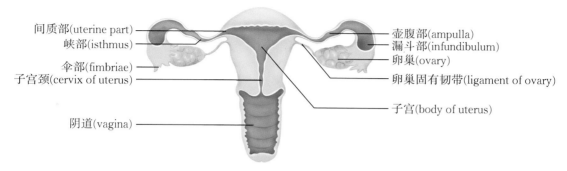

间质部(uterine part)
峡部(isthmus)
伞部(fimbriae)
子宫颈(cervix of uterus)
阴道(vagina)

壶腹部(ampulla)
漏斗部(infundibulum)
卵巢(ovary)
卵巢固有韧带(ligament of ovary)
子宫(body of uterus)

图3-5 输卵管解剖示意图

输卵管并不是一根直管,而是内外口扩大而内径不均匀走行曲折迂回的管道。输卵管的正常造影表现多样,众多关于输卵管造影的研究文献有大致如下描述:正位片上显示子宫两侧输卵管峡部及稍宽的壶腹部,两条细管状高密度影弯曲在子宫两侧,多由内上向外下走行,造影剂依次充盈宫角部、峡部、壶腹部(漏斗部)、伞部,并经由伞部进入盆腔弥散。输卵管宫角部即子宫部,长1.5～2.5 cm,输卵管峡部较均匀细长,边缘光滑,长2～3 cm,造影中间质部和峡部形态无明显差异,较难区分。输卵管壶腹部与峡部分界则较清晰,分界处见细长的峡部远端增宽并形成纵形皱襞,长5.1～8.9 cm,内径0.23～1.60 cm,呈柔软弯曲状态。输卵管伞端最宽,偶可显示其伞状结构。

有研究表示输卵管走行有以下3种形状:① 稍向下行,壶腹部向上屈曲;② 在宫底水平向两侧呈伸展状;③ 和宫体连接,呈缠绕状,在子宫两侧弯弯曲曲下行。因为输卵管位置并不固定,所以两侧输卵管往往并不对称。

（三）输卵管位置移动

输卵管的位置移动性较大,其位置常因子宫位置变化而变化:前位子宫,输卵管位置略偏前;后位子宫,输卵管位置稍偏后,且输卵管亦可因自身的蠕动及收缩而变位。

（四）输卵管上举的临床意义

目前认为,输卵管上举与以下两种情况相关:① 不同程度的盆腔粘连,直接导致输卵管形态的改变,包括上举;② 在HSG检查过程中,因造影剂推注压力过大或流速过快而导致的输卵管假性上举,这种假性上举是一过性的,检查停止即恢复正常。我们认为,输卵管上举的临床意义,特别是针对不孕的意义,需要结合患者实际造影情况分析:若患者输卵管形态、盆腔弥散均无异常,则输卵管上举为假性上举(造影剂推注过快、压力过大或输卵管本身的蠕动收缩所致)的可能性大;若输卵管走行僵直、盆腔弥散受限,则输卵管上举与输卵管本身及盆腔炎症关系较大。

(五)造影剂盆腔弥散表现

造影剂盆腔弥散表现是评价输卵管及输卵管周围盆腔情况的重要指标,造影剂经由伞端溢出,弥散至盆腔中,所以弥散相既可以评价伞端功能,又可以了解盆腔情况。油性造影剂进入盆腔的速度及弥散较慢,而水性造影剂则速度较快。进入盆腔后的弥散状态至关重要,云雾状均匀弥散代表盆腔情况良好。

有时,弥散至盆腔内造影剂需要与残存在输卵管内的、宫腔内的及漏入阴道内的造影剂鉴别。

三、输卵管通畅度评估

(一)输卵管通畅度评估标准

输卵管通畅度的评估是评价女性输卵管性不孕症的重要标准,在临床工作中,除了观察输卵管在盆腔内走行、输卵管本身形态、黏膜形态、伞端造影剂溢出情况、盆腔造影剂弥散情况等直接影像特征外,尚须关注造影剂推注时压力、造影过程中患者疼痛度等间接评估指标。下文所述的输卵管通而欠畅(通而不畅)即是在输卵管形态、走行表现上与输卵管通畅无明显区别,但造影剂推注压力大、患者疼痛明显,提示输卵管通畅度欠佳。关于输卵管通畅度的具体评价标准如下:

1. 输卵管通畅

注入造影剂时无阻力、无返流;输卵管全程走行自然、柔和,输卵管内壁光滑、黏膜清晰、粗细均匀,伞端大量造影剂溢出并呈云絮状均匀分布于盆腔,延迟相输卵管行程无造影剂残留(图3-6)。

2. 输卵管通而欠畅(通而不畅)

注入造影剂时有阻力,输卵管全程或局部显影纤细、或呈僵直结节状,走行形态扭曲,远端逐渐膨大,伞端有少量造影剂溢出,且弥散不均匀,延迟相见输卵管行程造影剂残留。部分学者认为,仅在延迟相时见输卵管行程造影剂残留,输卵管本身形态无明显异常,可称为输卵管通而欠畅(图3-7)。

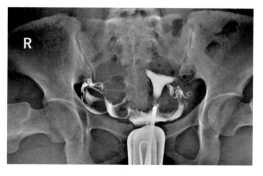

（a）

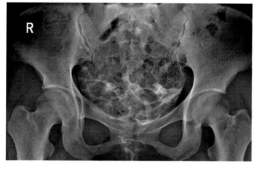

（b）

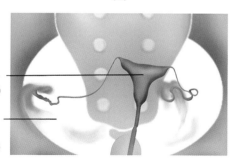

子宫输卵管造影
(hysterofallopian)

盆腔内的造影剂
(intrapenitoneal
contrast medium)

（c）

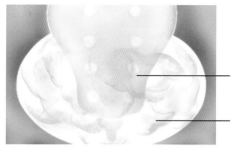

造影剂云絮状分布
(contrast agent was
distributed in cloud)

盆腔内的造影剂
(intraperitoneal contrast
medium)

（d）

图3-6　输卵管通畅显影

（a）子宫输卵管显影（充盈）相；（b）盆腔延迟（弥散）相；（c）子宫输卵管显影
（充盈）相示意图；（d）盆腔延迟（弥散）相示意图

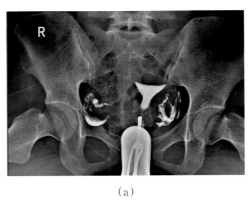

(a)

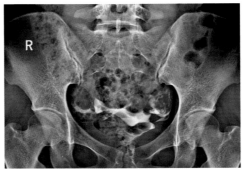

(b)

子宫输卵管造影
(hysterofallopian)

盆腔内的造影剂
(intrapenitoneal
contrast medium)

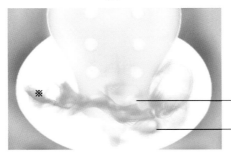

(c)

输卵管造影剂残留
(fallopian tube contrast
agent residue)

盆腔内的造影剂
(intrapenitoneal contrast
medium)

(d)

图3-7 输卵管通而欠畅显影

(a) 子宫输卵管显影(充盈)相;(b) 盆腔延迟(弥散)相;(c) 子宫输卵管显影
(充盈)相示意图;(d) 盆腔延迟(弥散)相示意图

3. 输卵管阻塞

注入造影剂时阻力较大,有返流;输卵管全程不显影或中远段部分不显影,伞端无造影剂溢出,盆腔无造影剂弥散(图3-8～图3-11)。

南方医科大学有学者认为,可依据输卵管造影表现将输卵管通而不畅分为3级:1级影像学表现仅为在盆腔弥散相时输卵管行程有少许造影剂残留;2级影像学表现为造影剂进出输卵管缓慢,输卵管失去自然流线形,部分黏膜形态无变化,输卵管行程有少许造影剂残留,造影剂到达盆底,部分造影剂弥散不均匀,呈斑片状;3级影像学表现为输卵管充盈缓慢,密度不均,粗细不一,管壁形态不规则、呈僵直状,部分黏膜形态较固定,输卵管行程有少许造影剂残留,造影剂未达盆底,造影剂不均匀弥散,聚集呈团块状。

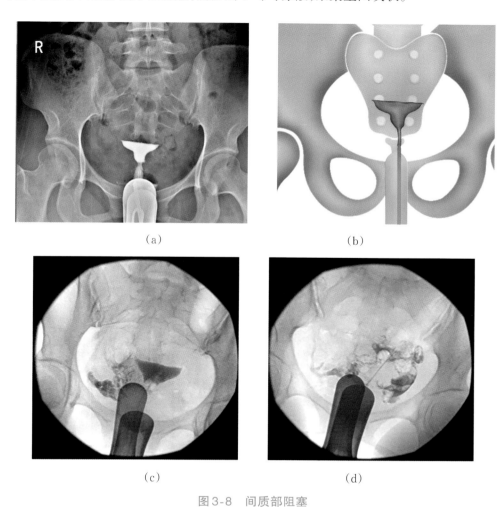

(a)   (b)

(c)   (d)

图3-8　间质部阻塞

(a)间质部阻塞造影图;(b)间质部阻塞示意图;(c)间质部阻塞,静脉淋巴管返流;
(d)间质部阻塞,静脉返流

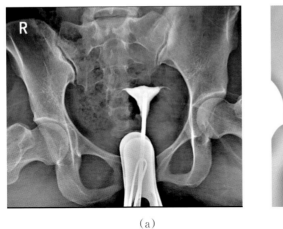
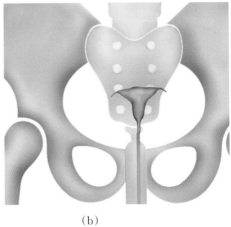

（a）　　　　　　　　　　　（b）

图 3-9　峡部阻塞

（a）峡部阻塞造影图；（b）峡部阻塞示意图

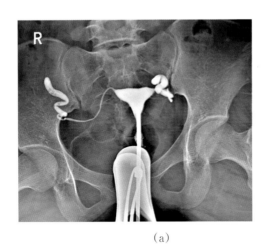
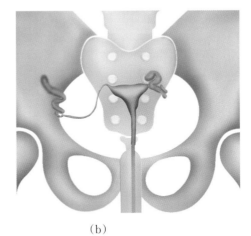

（a）　　　　　　　　　　　（b）

图 3-10　壶腹部阻塞

（a）腹部阻塞造影图；（b）壶腹部阻塞示意图

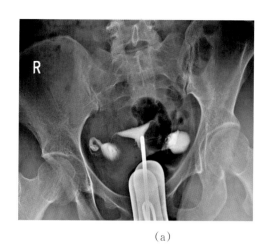
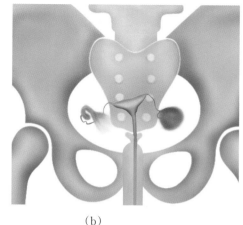

（a）   （b）

图3-11 伞端粘连闭塞/积水

（a）伞端粘连闭塞/积水造影图；（b）伞端粘连闭塞/积水示意图

（二）其他的评价方法

1. X线下选择性输卵管造影术

在X线透视下，直接将导管插入宫角输卵管开口处注入造影剂观察输卵管形态，诊断准确率接近100%，通过造影剂的压力可以对轻度的输卵管粘连起到一定的分离疏通作用。

2. 输卵管通液或通水术

利用美兰液或生理盐水经人工或通液仪注入宫腔及输卵管内，根据推注时压力大小及药物返流情况判断输卵管通畅度。该种方法在一些基层医院尚有应用，但盲目性较大，不能直接观察输卵管情况。

3. 超声输卵管造影术

超声输卵管造影（HyCoSy）有其优势：无X线辐射困扰，观察子宫输卵管造影情况的同时能够评价盆腔、子宫及双侧附件情况，特别是对子宫内膜、子宫肌层及双侧卵巢、卵泡成熟度、卵泡分泌情况的测定，可以提供更综合、详细的信息（图3-12）。缺点：检查结果为"不确定"（无法确定输卵管是通畅还是堵塞）的比例（8.8%）较HSG（0.5%）更高；检查结果共享性差，检查准确程度对超声检查医生的水平依赖性很大。

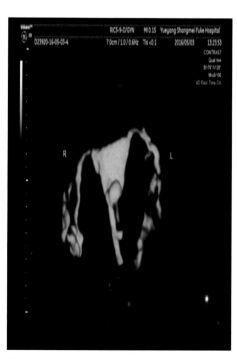

图3-12 HyCoSy显示双侧输卵管通畅

4. 宫腔镜下插管通液术及宫、腹腔镜下诊疗术

宫腔镜下插管通液术(GPP)可以对 HSG 提示的输卵管近端梗阻进行确认和排除,既可直接观察到患者的宫腔情况,又可在检查的同时对宫腔异常进行诊断和治疗。缺点有:需用静脉麻醉或全麻插管方法镇痛,虽然并发症比较少见,但后果相当严重。

宫、腹腔镜下诊疗术为现阶段输卵管检查的"金标准",经宫颈插入宫腔镜,并选择性注入美兰液,在腔镜下观察输卵管充盈情况及美兰液从伞端是否流出判断输卵管通畅性(图3-13)。其诊断准确,并可同时治疗,但其属于有创检查,费用较高且难以避免手术及麻醉风险,对于无明显罹病及手术史的不孕妇女并不推荐为一线检查方法。

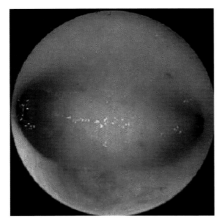
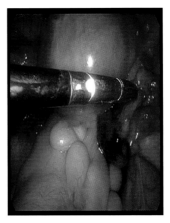

图 3-13　GPP 及腹腔镜下通液判断输卵管通畅度

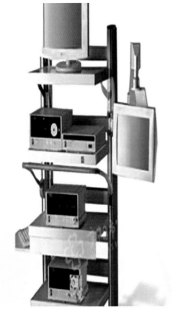

图 3-14　输卵管镜检查设备

5. 输卵管镜诊疗

输卵管镜可在宫、腹腔镜引导下或单独进入输卵管内,在注入美兰液进行输卵管通畅度检查的同时,可使部分输卵管内栓子及碎片移动、排除,达到疏通轻度粘连输卵管作用。缺点:缺乏统一的对于输卵管镜下输卵管病变程度的评价标准,目前临床应用较少,循证医学证据不足。

6. 放射性核素子宫输卵管造影检查

放射性核素子宫输卵管造影检查是利用放射性示踪剂优越的理化性质,经宫腔注入,模拟精子在内生殖道的移动,从而了解输卵管的通畅度及其生理条件下的输卵管功能。利用核素标记的人体颗粒聚清蛋白(MAA)注入宫颈管,30 min 后通过输卵管、卵巢的显影,判定输卵管收缩及蠕动功能。

正常 MAA 可自发的经由输卵管游向卵巢,当输卵管阻塞或运动功能障碍时,这种游走就不会发生。但核素具有放射性,所以一般应用于科研,临床应用很少。

输卵管通畅度的检查方法很多,各有优缺点。其中,宫腔镜通液术对宫腔病变的诊治具有优势,但诊断输卵管通畅度主要依据液体推注压力和返流情况,有一定的主观性;而腹腔镜直视下通液术准确率高达90%,但此检查方法对设备的要求高,且属于侵入型检查,故不推荐作为常规临床检查方法。

HSG 检查可动态观察,分辨率高,综合判断输卵管形态及功能,操作简单、安全、无创,且具有一定的疏通作用。HSG 检查是目前无创诊断输卵管通畅度的金标准。

第四节　异常子宫输卵管造影表现

一、子宫异常

(一)先天发育异常

子宫发育畸形(congenitial uterine malformation)是最常见的生殖器官畸形。据统计,子宫发育畸形在一般人群中的发生概率约为6.9%,在不孕女性中为7.3%,而在反复流产患者中可高达16.7%。参照美国生育学会(AFS)的分类方法,我们将子宫畸形分为1～7型:1型子宫未发育或发育不全(agenesis or hypoplasia);2型单角子宫(unicornuate);3型双子宫(didelphys);4型双角子宫(bicornuate);5型分隔子宫(septate)(完全性纵隔子宫及不完全性纵隔子宫);6型弓形子宫(arcuate);7型乙烯雌酚(diethylstilbestrol,DES)相关的子宫畸形,国内罕见(图3-15)。

1.1型子宫未发育或发育不全

苗勒管的缺陷导致阴道上2/3、宫颈及子宫的未发育或发育不全;其中子宫发育不全又称幼稚子宫,宫腔狭小,宫腔上下径与宫颈管长度比值小于1:2。HSG 在诊断此类疾病时意义不大;超声表现为卵巢正常但无正常子宫。MRI 的优势在于鉴别原发性闭经的原因及发现并存的肾脏畸形。

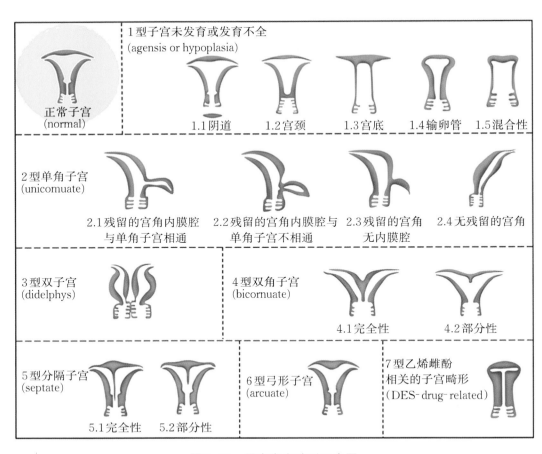

图3-15　子宫发育畸形示意图

2.2型单角子宫

宫腔较小,不到正常宫腔容积的一半,呈叶片状或梭状,只有一侧输卵管与子宫相通(图3-16)。临床诊断时应注意一些正常子宫因偏小、粘连而被误诊为单角子宫的情况。对于诊断为单角子宫的病例,常规做法是:需观察是否有两个宫颈口,并将双腔球囊导管改换为锥形头导管造影,旋转球管行多角度检查,以排除双子宫、纵隔子宫或双角子宫等。

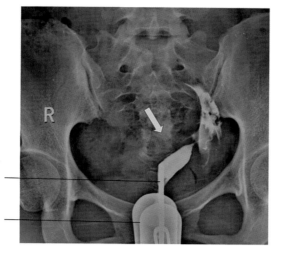

造影导管
(angiography catheter)

阴道扩张器
(vaginal dilator)

(a)

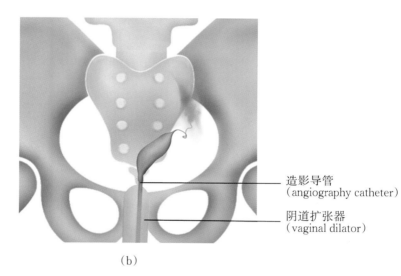

造影导管
(angiography catheter)

阴道扩张器
(vaginal dilator)

(b)

图3-16 单角子宫输卵管

（a）单角子宫输卵管造影；（b）单角子宫输卵管造影示意图

　　还有一种情况是残角子宫，HSG对残角子宫基本不能诊断。在HSG上残角子宫一般表现为单角子宫的单叶片状，因多数残角子宫宫腔与对侧正常宫腔不通，极少数与狭窄管道相通者可显示叶片状的单角子宫与一线条状的残角子宫宫腔相连。残角子宫被误诊为单角子宫的可能性极高。

3.3型双子宫

双阴道双子宫诊断较为简单,见两个梭形子宫各自连接一条输卵管,宫腔形态、大小常不一致,两个宫腔的容量总和往往小于一个正常宫腔。单阴道、双宫颈的双子宫见两个分离的宫腔和宫颈,两个宫角距离较远,宫颈相邻。

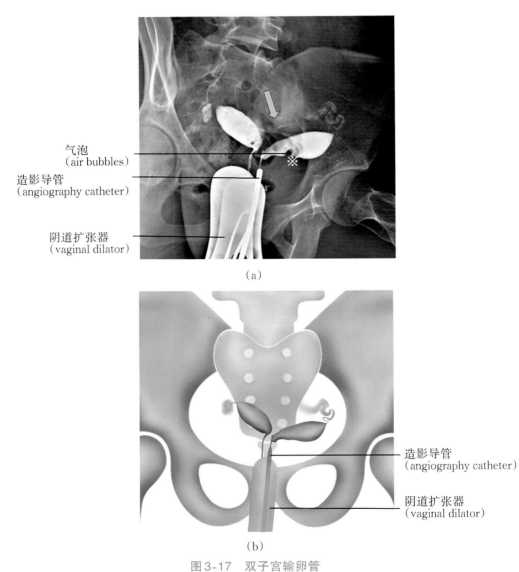

气泡
(air bubbles)

造影导管
(angiography catheter)

阴道扩张器
(vaginal dilator)

(a)

造影导管
(angiography catheter)

阴道扩张器
(vaginal dilator)

(b)

图3-17 双子宫输卵管

(a)双子宫输卵管造影;(b)双子宫输卵管造影示意图

4.4型双角子宫

双角子宫指两侧副中肾管未完全融合形成,两侧梭形宫腔呈"Y"形或"兔耳"状,只有一个宫颈(图3-18)。

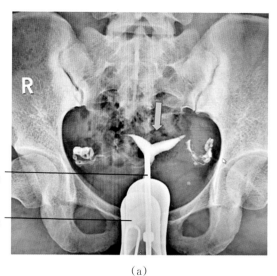

造影导管
(angiography catheter)

阴道扩张器
(vaginal dilator)

(a)

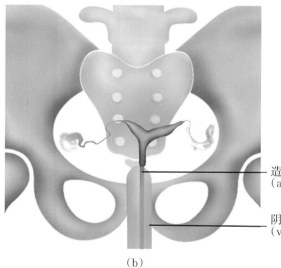

造影导管
(angiography catheter)

阴道扩张器
(vaginal dilator)

(b)

图3-18 双角子宫输卵管

(a)双角子宫输卵管造影;(b)双角子宫输卵管造影示意图

5.5型纵隔子宫

1）完全性纵隔子宫

完全性纵隔子宫为两侧副中肾管融合后，中间间隔未吸收而形成。两侧宫腔形态近似两个对称的三角形，两宫腔和宫角的距离较近，中间为一薄层间隔（图3-19）。

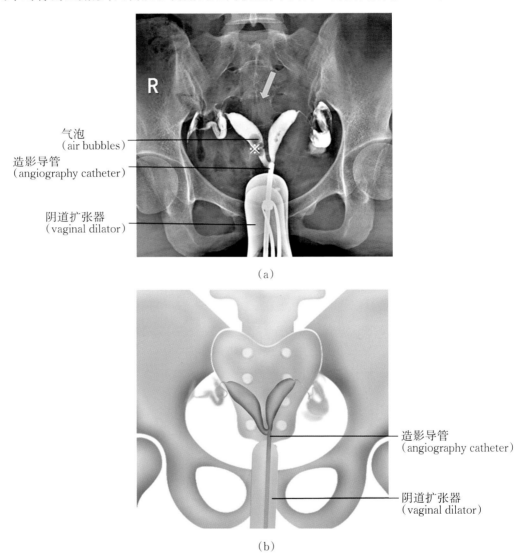

气泡
（air bubbles）

造影导管
（angiography catheter）

阴道扩张器
（vaginal dilator）

（a）

造影导管
（angiography catheter）

阴道扩张器
（vaginal dilator）

（b）

图3-19　完全性纵隔子宫输卵管

（a）完全性纵隔子宫输卵管造影；（b）完全性纵隔子宫输卵管造影示意图

双角子宫与完全纵隔子宫的HSG影像鉴别：Pui等认为，宫底下陷距离大于1 cm，两宫角间距大于4 cm及两宫角夹角大于60°，可作为诊断双角子宫的依据；相反，宫底下陷距离小于1 cm，两宫角间距小于4 cm且两宫角夹角小于60°，则更能支持纵隔子宫的诊断。此外，有学者认为双角子宫两宫角夹角大于105°，而纵隔子宫小于75°，对于鉴别不典型双角子宫及纵隔子宫,两宫角夹角可能更具意义。

双子宫与完全性纵隔子宫的HSG影像鉴别:双子宫的两个宫腔较散开,两个宫腔形态、大小不对称,推压时宫腔有分离。

2) 不完全性纵隔子宫

不完全性纵隔子宫的宫腔呈分叉状(图3-20)。

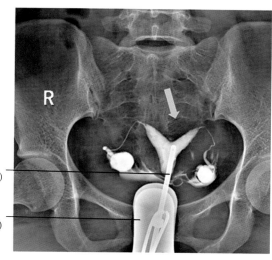

造影导管
(angiography catheter)

阴道扩张器
(vaginal dilator)

(a)

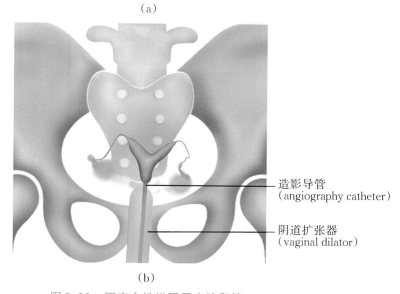

造影导管
(angiography catheter)

阴道扩张器
(vaginal dilator)

(b)

图3-20　不完全性纵隔子宫输卵管

(a) 不完全性纵隔子宫输卵管造影;(b) 不完全性纵隔子宫输卵管造影示意图

6.6型弓形子宫

即鞍状子宫,宫底呈弧形凹陷,似宫腔内充盈缺损(图3-21)。

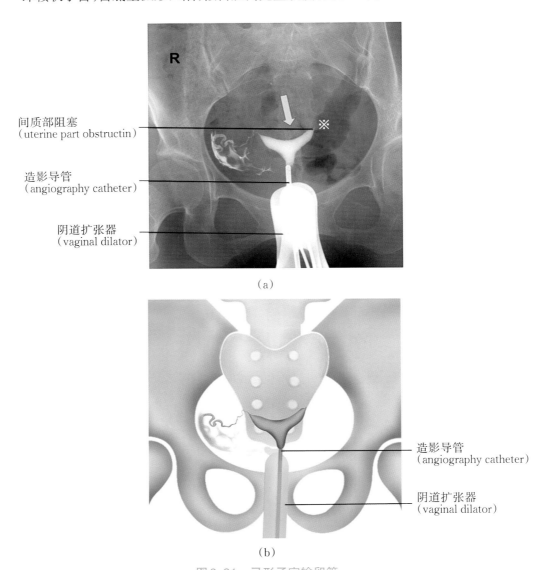

图3-21　弓形子宫输卵管

(a)弓形子宫输卵管造影;(b)弓形子宫输卵管造影示意图

7.7型乙烯雌酚相关的子宫畸形

DES相关的子宫畸形包括子宫发育不全或"T"形子宫。DES是一种合成非甾体雌激素,20世纪70年代,《新英格兰》杂志发表文章认为,使用DES后容易引发阴道透明细胞癌及子宫、宫颈、阴道畸形。DES暴露引起的"T"形宫腔改变包括增宽的子宫下段、小的发育不全子宫、宫底内膜腔变窄呈管状、子宫内膜边缘不规则、子宫腔内充盈缺损;宫颈异常包括发育不全、前颈嵴、颈领及假性息肉;输卵管异常包括截短、囊状外突及伞部变形(图3-22、图3-23)。

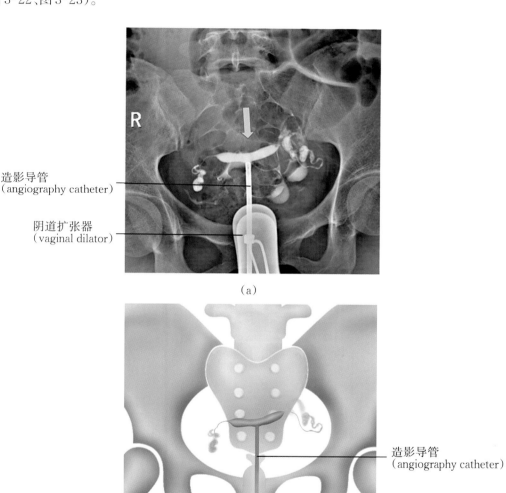

（a）

（b）

图3-22 "T"形子宫输卵管

（a）"T"形子宫输卵管造影;（b）"T"形子宫输卵管造影示意图

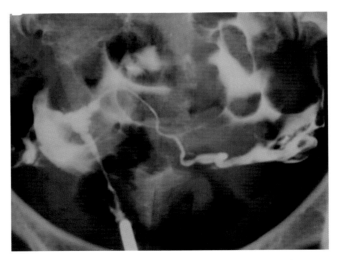

图3-23　子宫内膜边缘不规则、子宫腔内充盈缺损

需要指出的是,HSG检查目的更多是显示输卵管形态及功能、输卵管的通畅情况,间接评价盆腔积液及粘连等,也可以成为诊断子宫发育异常的首选筛查方法,但建议临床上对HSG发现的子宫发育畸形或可疑畸形进一步检查,以免误诊、漏诊。

（二）宫腔内病变

1. 子宫腔内息肉（宫颈息肉）、黏膜下子宫肌瘤

HSG并不能直接观察宫腔内病变,当宫腔内出现病变或子宫黏膜、基层病变突出于宫腔内时,出现圆形、光滑充盈缺损影且较固定,可间接提示病变。

（1）子宫内膜息肉。子宫息肉借细长的蒂附着于子宫腔内壁,是子宫内膜增生过盛所致。子宫息肉数目大小不一,多位于宫底部,这种息肉样赘生物突入宫腔,蒂长短不一,表面光滑（图3-24、图3-25）。

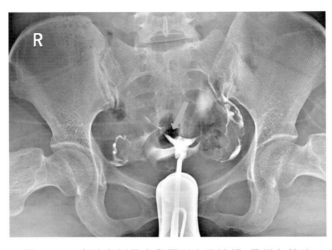

图3-24　宫腔右侧见半卵圆形充盈缺损,见绿色箭头

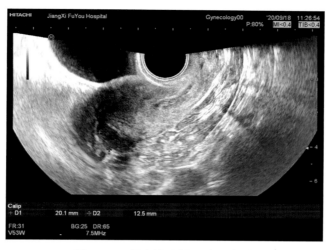

图3-25　超声检查提示宫腔息肉

（2）黏膜下子宫肌瘤（包括一部分肌壁间子宫肌瘤）（图3-26）。

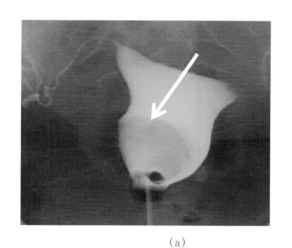
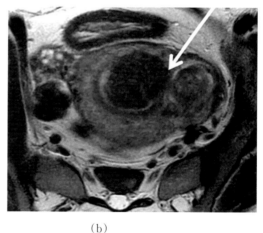

（a）　　　　　　　　　　　　　　　（b）

图3-26　黏膜下子宫肌瘤

（a）HSG提示宫腔内类圆形充盈缺损；（b）超声检查发现黏膜下肌瘤

2. 子宫腺肌病

子宫腺肌病为正常的子宫内膜病理性地内移至子宫肌层所致，在HSG可见多发的龛影；而在MR图像上见交界区的内膜异位种植（图3-27）。

部分子宫腺肌病患者行子宫内膜切除治疗（post-endometrial ablation），在HSG上可表现为宫腔显影狭小，边界模糊，仅能见导管尖端（图3-28）。

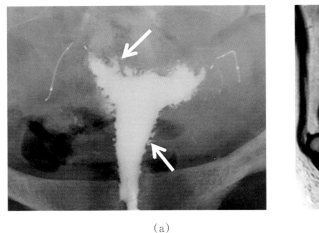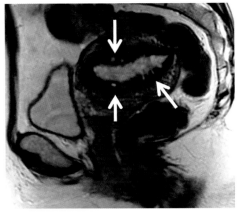

（a）　　　　　　　　　　　　　（b）

图 3-27　子宫腺肌病造影

（a）HSG 提示多发龛影；（b）MR 提示子宫内膜结合带处点状高信号影

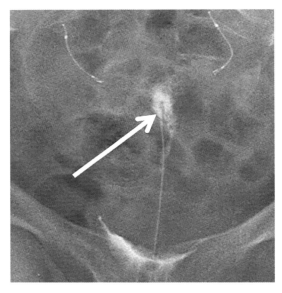

图 3-28　HSG 提示宫腔失去完整正常形态

3. 子宫腔粘连

子宫腔粘连（intrauterine adhesions，IUA），又称 Asherman 综合征，在我国大多是由人工流产术引起的。此外，内膜结核、产后刮宫、子宫内膜炎等宫腔炎性疾病均可导致宫腔粘连。HSG 表现为子宫体积正常或缩小，宫腔显示不完全，边缘不光整呈锯齿状，或见宫腔内小斑片状充盈缺损（图 3-29）。目前有部分学者认为，HSG 虽可判断宫腔封闭程度，但对轻度稀疏粘连带的诊断价值不大，易漏诊。不过，HSG 对于宫腔粘连术后综合评估尚具价值。

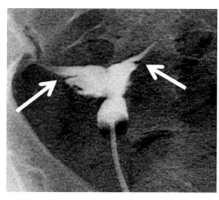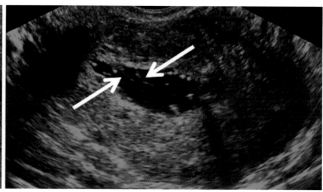

图3-29　子宫腔粘连

HSG提示宫腔呈锯齿状。

4. 子宫内膜结核

女性生殖系统结核(female genital tract tuberculosis,FGTB)常在诊治不孕时偶然发现,因不具有特异性的临床体征,往往不能进行及时且准确地诊断。

子宫内膜结核较为少见,一般来说,在HSG检查见到子宫边缘凹凸不平,宫腔粘连变形呈三叶草状,病变进展且宫腔呈不规则形盲腔;若在造影时子宫腔难以显影,造影剂进入子宫一侧或两侧的静脉丛、淋巴管,则应考虑子宫内膜结核可能。

子宫内膜结核的HSG表现分为特异性及非特异性,特异性表现有"T"形宫腔、假单角子宫、小子宫畸形及三叶草状宫腔等;非特异性表现包括子宫内膜炎、宫腔变形扭曲及造影剂逆流进入静脉及淋巴管等(图3-30)。

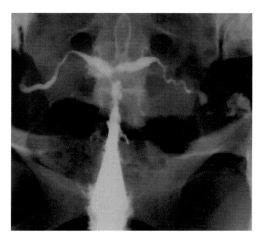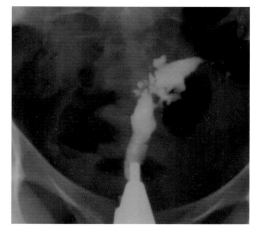

图3-30　HSG显示宫腔呈"T"形及单角子宫形态

二、输卵管异常

（一）先天性输卵管畸形

输卵管畸形罕见,有双侧或单侧输卵管缺如;副输卵管,是输卵管畸形中较常见的一种,在正常输卵管附近有一小型输卵管,可具有伞部,近端有管腔与主输卵管管腔相通,也可阻塞,副输卵管口或更罕见双腔输卵管,可能是畸形的变异;输卵管发育不全、闭锁畸形、先天性闭合或伞部完全与一纤维性条索连接,并向子宫延伸;输卵管中部节段状缺失;输卵管缩短、卷曲或呈囊袋状,常见于其母亲有孕期服用DES病史。

（二）输卵管炎

输卵管炎症常由病原体感染引起,在不孕妇女中常见。其病理改变过程往往是病原体侵及输卵管内膜,导致内膜肿胀,间质水肿、充血或渗出等病变,输卵管黏膜上皮脱落,致使黏膜相互粘连或输卵管伞端粘连,从而引起管腔闭塞或纤毛功能异常。X线表现上,输卵管炎症可表现为输卵管内壁、输卵管管腔形态或输卵管通畅度改变。

1. 输卵管通畅度异常

据广州军区总医院超声科王莎莎的分类方法,根据输卵管内造影剂走行速度、造影剂弥散量及难易程度、输卵管阻塞部位所对应治疗策略及妊娠结局的不同,将输卵管通畅度分为:① 输卵管全程通畅;② 输卵管轻度通而不畅;③ 输卵管重度通而不畅;④ 输卵管近端阻塞;⑤ 输卵管远端阻塞。

2. 输卵管形态异常

主要有:① 输卵管扭曲、甚至扭曲成团;② 输卵管各段管径粗细不均,壶腹部不同程度狭窄或扩张;③ 输卵管内壁毛糙,黏膜不规则;④ 输卵管管腔内充盈缺损等。

3. 峡部结节性输卵管炎及输卵管子宫内膜异位症

在HSG检查中,峡部结节性输卵管炎有其特异性表现,即输卵管间质部与峡部纤细、断续,逐渐中断,部分可见细小龛影样改变;而输卵管子宫内膜异位症的典型表现为输卵管近端呈蜂窝状改变。

（三）输卵管积水

输卵管积水是输卵管远端发生粘连、阻塞、闭锁,形成盲端,同时伴有输卵管内聚集大量液体导致输卵管增粗、扩张、膨胀。扩张的输卵管液体可为:血性液、脓性液、输卵管液、混合液等,这取决于阻塞的原因。常见原因有:生殖道感染、盆腔炎性疾病、子宫内膜异位症、妇科手术(宫外孕)等。输卵管积水造成输卵管结构和功能的损害,导致精卵不能结合,从而导致不孕。

大约30%的输卵管性不孕是输卵管积水造成的。其临床表现有:不孕、痛经、月经失调、阴道分泌物增多以及急、慢性腹痛等。诊断方法有：① 妇科超声：输卵管积水量多较敏感；② HSG：是确认输卵管积水最常用方法；③ 腹腔镜：诊断输卵管积水的金标志。

输卵管积水在HSG检查表现为：① 输卵管远端阻塞，输卵管内造影剂未见弥散进入盆腔，包括延迟片（当盆腔有造影剂弥散诊断输卵管积水要慎重）；② 输卵管远端增粗、扩张、膨胀。壶腹部积水表现为：管状增粗、腊肠状、香肠状、杵状等（图3-31）；伞端积水表现为：囊状、袋状等（图3-32）。依据1990年美国生殖学会对输卵管积水、盆腔病变进行分度法，将输卵管积水病变程度分为轻、中、重度：① 轻度输卵管积水：输卵管直径小于1.5 cm或无积水，形态基本正常，表面光滑，触之柔软，伞端可见，输卵管或卵巢周围无明显粘连；② 中度输卵管积水：输卵管直径为1.5～3.0 cm，伞端结构需要辨认，输卵管或卵巢周围有粘连，但尚不固定，Douglas陷凹有少许粘连；③ 重度输卵管积水：输卵管管壁增厚僵直，管形迂曲增粗，直径大于3.0 cm，伞端闭锁不可见，盆腔或附件区致密粘连，Douglas陷凹封闭或盆腔粘连严重致盆腔内器官难以辨认。

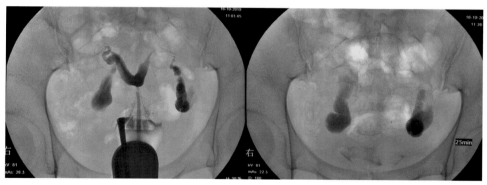

图3-31　输卵管壶腹部积水

HSG表现为杵状；左图提示延迟摄片后，造影剂未见溢出盆腔。

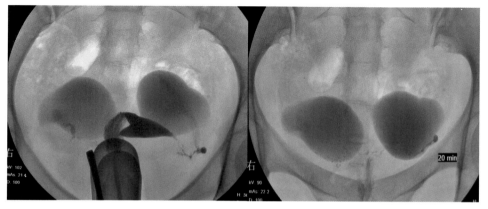

图3-32　输卵管伞端积水

HSG表现为袋状，延迟摄片后亦未见造影剂溢出。

根据积水的范围与输卵管管壁的状态也可分为薄壁积水与厚壁积水。根据预后优劣，输卵管积水又分为可修复输卵管积水和不可修复性输卵管远端积水：① 可修复性的输卵管积水：这一类输卵管积水多为薄壁积水，在造影片上表现出积水边缘光滑、孤立、无相邻的异常显影，无毛细血管及淋巴影形成。这种积水的直径可能会比那些不可逆损伤者大很多，这是因为输卵管的损伤远未达到管壁增厚、血管新生、管腔黏膜完全消失的程度，因此管壁的柔韧度良好，形成的积水也相对较大。这类损伤行输卵管伞端造口成形手术的预后较好，术后妊娠率可达到40％。② 不可修复性输卵管远端积水：这一类输卵管积水显影边缘不光滑，周围可见毛玻璃影，即毛细血管淋巴影，提示输卵管炎症的存在。这一类输卵管厚壁积水的手术预后较差、复发率高、术后妊娠率极低，属于不可修复性的病变。

HSG诊断输卵管积水的准确率可达82.9％，其误差可能与患者精神紧张、造影剂或插管手术刺激引起输卵管痉挛、输卵管插管阻塞输卵管开口等有关。

（四）输卵管结核

女性生殖系统结核绝大部分侵及输卵管，其次是子宫内膜。输卵管结核常常累及双侧且不对称，病变的严重程度不同，病理表现也不同。结核性输卵管炎常常会出现肉芽肿，其阻塞的部位常为输卵管峡部与壶腹部交界处，局部管壁增厚并纤维化，可出现积水或积脓。

HSG能够检查到70％以上的结核病变。在HSG检查中，输卵管结核表现分为特异性改变和非特异性改变，前者包括输卵管管腔典型"串珠状"改变，还有高尔夫球棒状、烟斗柄状、鹅卵石状、豹皮状改变等；后者有盆腔内钙化灶、输卵管粘连、输卵管阻塞甚至是输卵管积水等表现。

1. 钙化

平片显示盆腔内淋巴结钙化或输卵管走行区钙化灶(图3-33)，但需要与盆腔肿块钙化、子宫肌瘤钙化、泌尿系钙化、盆腔静脉石及卵巢畸胎瘤钙化鉴别。盆腔淋巴结钙化常表现为单一、多个圆形、不规则形、桑葚形高密度影；而输卵管钙化则呈虫蚀状、细线样分布。需要指出的是，盆腔钙化灶征象不具有特异性。

2. 输卵管形态改变

管腔僵硬，输卵管形态不规则，表面凹凸不平或憩室样改变，可以见到根须状众多窦道影及根瘤状溃疡。峡部憩室样突出呈小结节样、壶腹部憩室表现为簇丛状玫瑰花瓣样外观。而输卵管远端结核性窦道表现为局部造影剂外溢，形成棉花团样外观。

3. 输卵管狭窄、闭塞及扩张

峡部闭塞即管腔闭塞如高尔夫球棒状，末端膨大如花蕾状；壶腹部及伞部闭塞：管腔狭窄，末端呈烟斗柄状或囊袋状，闭锁后也可出现扩张、积水。

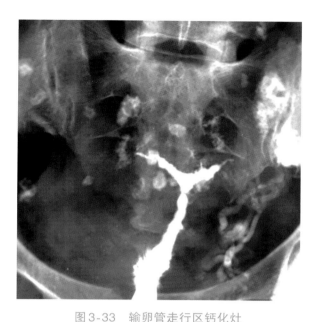

图 3-33　输卵管走行区钙化灶

盆腔内见多发斑片状钙化灶,密度不均匀,边缘毛糙,考虑为淋巴结钙化。

4. 输卵管周围粘连

典型表现为输卵管与周围盆腔粘连如一囊袋,也可表现为输卵管形态固定及造影剂局限性外溢等,复查时也可见输卵管伞端黏膜增粗,造影剂残留不均、边界不清。

知识拓展 3-1

女性生殖系统结核诊断标准(摘录)

(1)淋巴结钙化或附件区不规则钙化灶。

(2)输卵管峡部及壶腹部交界区阻塞。

(3)输卵管走行区多处缩窄。

(4)无流产或刮宫史者出现宫腔粘连和(或)宫腔形态异常、正常宫腔显影消失。

输卵管结核早期诊断较为困难,需结合多种检查手段才可尽早发现输卵管及子宫受累情况。

(五)输卵管妊娠行保守治疗后 HSG 表现

输卵管妊娠由输卵管解剖形态学或功能异常引起,一般认为输卵管纤毛细胞脱落、输卵管粘连、输卵管管腔阻塞及机械性扭曲影响了输卵管正常功能(图 3-34～3-37)。近期也有研究认为,输卵管感染损伤输卵管神经,可能与输卵管妊娠有关。输卵管妊娠的治疗方法很多,对一些早期输卵管妊娠或有生育要求的患者,常采用保守治疗的方法,常见如药物(甲氨蝶呤、MTX)治疗及腹腔镜保守手术。由于输卵管妊娠后会增加不孕或再次异位妊娠的概率,因此,及时复查HSG了解输卵管形态及通畅度显得尤为关键。

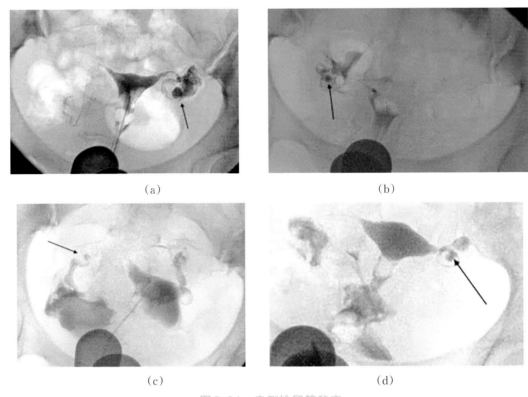

（a）　　　　　　　　　　　　　（b）

（c）　　　　　　　　　　　　　（d）

图 3-34　患侧输卵管憩室
（a）患侧输卵管壶腹部憩室;（b）患侧输卵管壶腹部憩室;
（c）患侧输卵管峡部憩室;（d）患侧输卵管峡部憩室

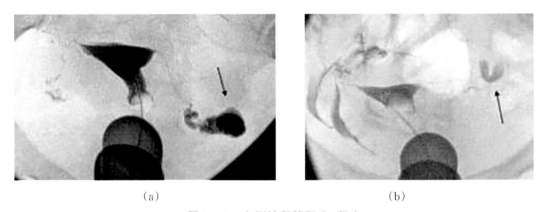

（a）　　　　　　　　　　　　　（b）

图 3-35　患侧输卵管阻塞、积水
（a）患侧输卵管伞端阻塞、积水;（b）患侧输卵管壶腹部阻塞、积水

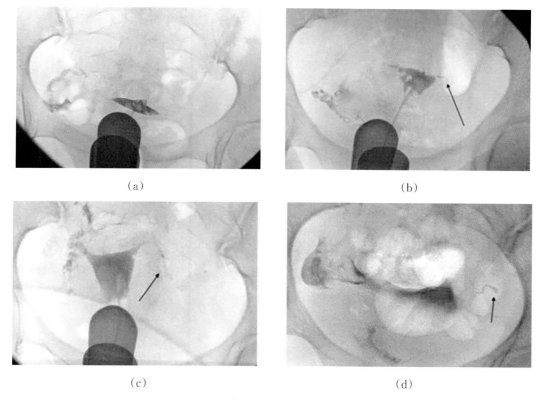

(a)　　　　　　　　　　　　　　　　　(b)

(c)　　　　　　　　　　　　　　　　　(d)

图 3-36　患侧输卵管阻塞、宫腔粘连

（a）患侧输卵管间质部阻塞；（b）患侧输卵管间质部阻塞、宫腔粘连；
（c）患侧输卵管峡部阻塞；（d）患侧输卵管壶腹部阻塞

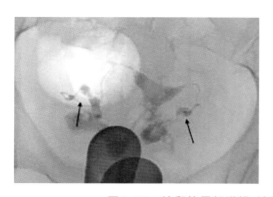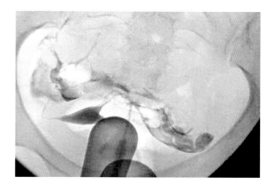

图 3-37　输卵管局部增粗、扩张，延迟片提示输卵管通而不畅

　　在笔者的一项研究中，保守手术组与药物治疗组均出现了憩室、积水，这可能与输卵管妊娠后管腔结构损伤或本身的结构异常有关。输卵管憩室并不多见，综合以往报道，不孕症女性发生率为 0.5%～1.2%，该研究发生率为 4.2%，较以往报道稍高。输卵管憩室一般由局部肌层薄弱、宫腔内压力增高或管腔外局部牵引、炎性粘连等因素引起，其 HSG 典型表现为憩室体部呈囊袋状膨大，直径为 5～15 mm，憩室颈呈细蒂状或细线状，与输卵管相

连,常发生在峡部及壶腹部。关于输卵管憩室与不孕症、异位妊娠的关系,笔者认为,一方面,输卵管妊娠治疗后,局部管腔瘢痕愈合、肌层薄弱可形成输卵管憩室;另一方面,受精卵若嵌顿于憩室中,将发生重复性异位妊娠,因此,如发现输卵管憩室,笔者不建议使用患侧输卵管,必要时可行预防性输卵管栓塞,远期效果还有待进一步研究。药物治疗组输卵管毛糙表现较手术治疗组发生率高,提示药物治疗组患侧输卵管更易出现局部粘连和慢性炎症,主要与杀胚后胚胎死亡、吸收不完全或炎症迁延不愈有关。该研究患者均为输卵管妊娠半年后行HSG检查,上述结果提示保守手术对囊胚的清理更彻底,也可能与本研究中保守手术术后输卵管阻塞的高发生率有关。

对输卵管妊娠后通畅度的研究,超声造影较多见。张盛敏等对98例输卵管妊娠患者进行超声造影检查,发现保守手术组输卵管通畅度(89.4%)明显较药物治疗组(70.7%)高,并认为这可能与输卵管妊娠包块吸收程度有关,但其研究时间为保守治疗后3个月,药物治疗组尚有病例仍可触及包块,提示包块尚处在吸收、坏死过程,影响研究结果。李天刚等研究103例输卵管妊娠患者,并分为药物保守治疗组40例(A组)、腹腔镜输卵管切开取胚术组38例(B组)及腹腔镜部分输卵管切除吻合术组25例(C组),指出B组的非阻塞率为81.6%(通畅及通而不畅),高于A组(60%)及C组(64%)。郑华等对输卵管妊娠患者治愈3个月后进行子宫输卵管碘油造影检查,发现药物治疗组复通率为72%,保守手术组复通率为70%,差异无统计学意义。笔者的研究结果显示,药物治疗组输卵管非阻塞率为85.06%,保守手术组为57.14%,差异有统计学意义,推测其原因,可能有:① 手术技术水平差异较大,难以保证手术效果;② 术后随访时间均为6个月以上,有利于妊娠囊吸收、输卵管复通。胡春秀等研究认为,药物保守治疗后患侧输卵管形态正常占20%,管腔通畅占28%;保守手术后患侧输卵管形态正常仅占8%,管腔通畅占15.38%,进而指出由于保守手术的方式多样及不规范,接近一半的接受保守手术的患者患侧输卵管丧失功能,而药物保守治疗后输卵管形态恢复的比例较保守手术患者高,与笔者的研究结果相似。

药物治疗与手术治疗各有优缺点,基于笔者的研究,建议有生育意愿的患者,在有指征的情况下,尽量选择药物保守治疗。笔者的研究存在的不足有:未随访不同治疗方案后自然宫内妊娠率,对异位妊娠所保留输卵管的功能及形态的确切影响尚无确切结果,需大样本及长时间随访等进一步深入地研究。

三、盆腔弥散异常

输卵管伞端有开口,盆腔炎症易波及此处,且常为慢性粘连性改变,又因邻近组织器官较多,发生粘连的部位、程度均不同,X线表现也呈现多样性。

输卵管伞端粘连HSG一般表现为输卵管上举、位置较固定;伞端形态异常,呈迂曲状甚至是迂曲成团;造影剂在盆腔涂布不均匀等。

(1)点滴状、串珠状阴影。造影剂分散排列或呈簇状分布,边缘较清晰,密度高而均匀,提示多数细小粘连并伴有少量盆腔积液可能。

（2）团状、结节状阴影。造影剂在盆腔内的涂布情况与正常片状弥散不同,表现为高密度、明显高于周围云絮、丝条状的涂布影像,边缘较清楚锐利,位置较固定,提示较大范围、多处粘连。

（3）"星芒状"及"喷射征"。当造影剂至输卵管伞端时,边缘呈现出"尖刺状"或"星芒状",造影剂流动受阻;当继续施加压力时,尖刺顶端或"星芒状"的芒尖见造影剂喷射状进入盆腔,形成"喷射征"。

（4）输卵管迂曲并向上走行,伞端上举而固定,常合并有造影剂团状聚集或复查摄片时造影剂涂布位置、形态较固定。

需要注意的是,轻度的输卵管或输卵管伞端粘连,由于粘连范围小、程度轻,HSG造影片可能无任何阳性征象,只有在腹腔镜下才能观察到。但与腹腔镜相比较,HSG操作简单,价格低廉,虽只能间接推测输卵管伞端粘连情况,但只要深刻了解并掌握输卵管粘连病理及解剖结构,HSG仍是诊断输卵管伞端粘连无创、可靠、简便的方法。

第五节　输卵管功能不良及子宫输卵管造影的治疗作用

一、输卵管功能不良

国内部分学者近年来提出输卵管通畅度应分为机械性通畅度与功能性通畅度。所谓机械性通畅度是指充盈期输卵管被动接受机械外力所表现出来的造影剂涂布情况,其主要受输卵管形态学改变影响。功能性通畅度是指延迟期由输卵管自身蠕动实现的造影剂排空所表现出来的输卵管内造影剂涂布情况。

输卵管本身的蠕动分为两种:一是输卵管伞端至宫角部的蠕动;二是宫角至伞端的逆蠕动,逆蠕动以12次/min的频率进行。输卵管蠕动乏力,即输卵管功能不良是造成不孕的原因之一。

二、输卵管造影的治疗作用

Plamer曾指出,HSG显示输卵管通畅者,一年内的受孕率高达75%,较未做HSG检查者高3倍。HSG对治疗不孕症产生作用可能有以下几点原因:① 造影剂注入时对输卵管机械性冲洗作用;② 碘油黏稠且易于乳化,能均匀涂抹在输卵管黏膜表面,充分发挥碘的局部杀菌作用;③ 可改善宫颈管黏液环境;④ 碘油在体外实验时有减缓单核细胞吞噬作用,可能会减少体内单核细胞对精子的吞噬;⑤ 造影时对子宫颈的牵拉作用。

油性造影剂对不孕症的治疗效果优于水性造影剂,近些年来,虽然水性造影剂的应用越来越广泛,但仍有研究表示,油性造影剂,特别是罂粟籽油(poppy seed oil)可将受孕率提高5%。

第六节　输卵管造影后的治疗策略选择

针对输卵管造影的表现,选择不同的针对性介入治疗,一般情况下,输卵管间质部阻塞、峡部及壶腹部阻塞可行介入治疗,远端阻塞伴积水不建议强行介入再通,可在征求患者意见后选择进行输卵管介入栓塞治疗。

一些特殊病例,如比较严重的伞端粘连、SIN、输卵管结核,需征求患者意见,并讲明介入再通的利弊后,再谨慎选择介入治疗;对于输卵管妊娠保守治疗后患者,能否进行介入手术需要根据造影表现及患者本人意愿。

第七节　输卵管通液

一、概述

输卵管通液术是一个古老的诊断输卵管通畅度的方法,对输卵管病变有一定的治疗效果,其安全、简便、价廉,易为患者接受,但其最大的缺点是:既没有图像记录,也没有客观指标。医生对输卵管通液结果的判断依赖于患者疼痛的感觉、阻力的大小、返流液体的多少,同时还与医生的经验及操作习惯有关。该治疗方法的检查结果缺乏可靠性和可比性,既不能确定是一侧还是双侧输卵管病变,又不能准确判定病变的具体部分及是否有粘连,因而常被作为输卵管通畅度的初步筛选手段,不能取代HSG在临床中的作用,也不能进行不孕的病因诊断。

现在有些医院使用输卵管通液诊断治疗仪进行输卵管通液检查,可以测量输卵管通液的推注压力,从而为临床医生提供一个客观的治疗,以此判断输卵管通畅度。但是,曾有研究报道,输卵管通液压力测量仪只能诊断出74.2%(98/132)的输卵管异常患者。这说明,输卵管通液阻力增加很难准确指出是由于输卵管病变,还是盆腔粘连,甚至是患者过度紧张导致输卵管痉挛所致。

需要说明的是,本章所述的输卵管通液检查是盲法检查,并不涉及宫腔镜下输卵管通液,而是专门指代无任何直接观察方式的输卵管通液方法。

二、术前准备

(一)患者及医师术前准备

(1)月经干净后3～7天,部分学者认为5～8天;过早手术易发生淋巴管静脉回流,过晚则损伤子宫内膜。

(2)术前无发热、无严重的全身性疾患等,术前行白带分析检查,明确无急、慢性生殖道炎症。阴道分泌物检查包括:白带清洁度、霉菌、滴虫、支原体、衣原体,正常是白带清洁度1～2度、霉菌阴性、滴虫阴性、支原体阴性、衣原体阴性。

(3)仔细询问病史,书写门诊病历,告知及签署《通液告知同意书》。

(4)可在检查前30 min给患者肌注阿托品0.5 mg。

(5)手术医生常规手消毒。

(二)手术室及器械、通液药物准备

(1)建议在专业介入无菌手术室进行,普通胃肠机造影室感染风险增高。

(2)通液前器械准备包括:无菌刮宫或人流手术包一个、20 mL注射器一支、一次性使用双腔球囊导管一根和一次性无菌三通管一个。

(3)输卵管通液诊断治疗仪。

(4)通液药物:生理盐水20 mL＋地塞米松5 mg＋糜蛋白酶5 mg＋庆大霉素8万单位;也可直接使用生理盐水20 mL,必要时使用利多卡因2 mL。由于糜蛋白酶时有报道发生过敏反应,各医院应用情况不一。

三、操作步骤及说明

(一)操作步骤

(1)患者取截石位,用碘伏消毒会阴部及手术区。

(2)铺巾,放置扩阴器,充分暴露宫颈。

(3)阴道及宫颈消毒,必要时行宫颈麻醉。

(4)放置双腔球囊导管,利用1.5～2.0 mL生理盐水或空气充盈球囊,以轻拽导管不致脱出宫颈管为宜。

(5)利用20 mL注射器抽取配伍好的通液药物20 mL;将导管另一端利用三通管连接至输卵管通液诊断治疗仪,并开始注射通液药物。一般来说,设置最大注射压力为50 kPa。注射药物过程中,观察宫腔压力变化及患者的自觉症状、药物注入量及有无漏液情况。

(6)注液结束后拔管,取出扩阴器,嘱咐术后注意事项。

（二）操作说明

1. 传统输卵管通液术操作说明

将双腔球囊导管插入宫颈管内，外借装有药物或20 mL生理盐水的针管，将此药水以5 mL/min速度缓慢地推入子宫腔内，注意推注时的阻力大小以及在球囊堵住宫颈口无液体漏出的情况下，观察放松针管时有无液体回流至针管内。根据子宫腔仅能容纳5 mL液体的特性，如无阻力地顺利将20 mL液体全部推入且无液体回流，则说明液体已通过子宫腔、输卵管由输卵管伞端溢出盆腔内，输卵管通畅；如虽有阻力，但尚能推注大部分液体进入，放松针管仅有少量液体回流，则说明输卵管通而不畅；如阻力很大，放松针管后有10 mL以上液体回流，则说明输卵管阻塞。综上，传统输卵管通液需依据操作者的感觉来判断阻力的大小，其可靠性较差，缺乏客观指标。

2. 酚红液检测方法

患者术前排空尿液，饮水200～300 mL以利尿，用0.6％酚红2 mL（内含酚红12 mg）加入生理盐水至20 mL，吸入针筒内并连接双腔球囊导管，以5 mL/min速度缓慢地推入子宫腔内，随后维持此种推注状态10 min防止液体流出。注射15 min后排尿，在尿液中加入氢氧化钠，如尿液变为玫瑰红色，提示酚红液经输卵管伞端进入盆腔，经盆腔腹膜吸收后，由肾脏排出，表明输卵管通畅。

（二）输卵管通液诊断治疗仪的工作原理

输卵管通液诊断治疗仪注射压力是根据患者的输卵管通畅度自动调节的，能精确调节压力、流速，并有超压自动停止功能。通液诊疗仪通畅常使用压力范围是16～32 kPa；当宫内压力接近32 kPa时，注射速度自动从8 mL/min逐渐降至4 mL/min；当宫内压力大于32 kPa时诊疗仪发出蜂鸣报警，同时停止注射。

四、术后管理

（一）术后医护人员的工作

（1）输卵管通液术后，医生应及时书写报告。

（2）发报告时，根据患者输卵管情况，纳入不同的介入治疗路径；对于显示输卵管不通的患者，可酌情进行输卵管造影检查。

（3）将患者纳入随访序列。

（二）术后医嘱内容

（1）术后注意事项。术后禁同房2周；禁盆浴2周；术后可口服抗生素3天，常规使用头孢类抗生素；可使用克林霉素凝胶进行阴道清洗。

（2）术后阴道少量流血是正常的，不超过月经量无需就医，需注意阴道清洁卫生工作，防止感染。

（3）部分患者术后出现下腹疼痛、月经周期紊乱的情况。

（4）谨遵医嘱，及时复查。

五、结果判断

（一）结果判断标准

（1）通畅。压力低于16 kPa，注液量20 mL，注射过程中无漏液，患者无自觉症状。

（2）通而不畅。压力介于16～25 kPa，注液速度为4 mL/min，注液量为10 mL左右，无漏液，患者出现轻微腹部疼痛。

（3）阻塞。压力上升速度较快，达26 kPa以上，通液仪自动停止注射，注液速度为4 mL/min，注液量在10 mL以下，患者腹痛明显或出现漏液现象。

（二）假阴性与假阳性

（1）假阴性。宫腔、输卵管腔容积增大造成的假阴性，如输卵管积液时，药物进入积液腔内，虽能顺利注入20 mL液体，但实际输卵管是不通的。

（2）假阳性。由于输卵管痉挛、炎症或是宫腔内膜碎片造成输卵管暂时性阻塞假象，为尽量避免假阳性，操作过程中推注速度要慢，避免推注速度过快引起痉挛或药物进入血窦情况发生。

（三）输卵管通液的治疗作用

输卵管通液术既是一种检查输卵管通畅度的手段，也是治疗输卵管通而不畅、轻度粘连的方法。在通液过程中持续加压增加了宫腔内和输卵管内流体静压，利用液体对输卵管缓慢、持久的挤压和分离作用，使得输卵管内黏液栓崩解，粘连分离，达到疏通输卵管的目的。有研究报道，通过输卵管通液术对部分患者进行治疗，针对输卵管性不孕症患者在1个月经周期内行2～3次输卵管通液术，并在液体中加入抗炎药物，可使术后的总怀孕率达到41%。

这种通液术对输卵管近端阻塞效果较好，因为近端阻塞往往是输卵管痉挛、膜状粘连、慢性炎症及黏液栓所致，相对容易再通。而输卵管远端阻塞则常常与周围组织粘连、闭锁，再通困难。

两侧输卵管阻塞较单一侧输卵管阻塞再通成功率高，原因可能是：单一输卵管阻塞时，药物从另一侧通畅的输卵管流出，通液诊疗仪难以在宫腔内形成较大压力，阻塞的一侧输卵管难以形成有效的流体静压，再通成功率较两侧阻塞者低。为此，有学者提出，可利用导管头端堵住通畅一侧输卵管宫角开口处，保证宫腔内较高压力，提高阻塞一侧输卵管内流体静压，提高输卵管疏通成功率。

输卵管通气

输卵管通气检查最为古老,于1920年由Rubin首先提出并使用,用以检查输卵管通畅度。开始时使用空气,后发生空气肺栓塞致死事件,改用二氧化碳。方法如下:

将双腔球囊导管置入宫腔内,并向阴道内注入生理盐水浸没导管头,以检测通气时有无漏气,漏气时有气泡溢出。外接装有压力表及调节器的二氧化碳贮气瓶,以60 mL/min速度向内注入二氧化碳。当压力上升至13.3 kPa时,停止二氧化碳注入,继续观察压力表变化,如自然下降至4～6.7 kPa,提示输卵管通畅;如压力不下降,继续注入,压力增至26.7 kPa仍不能下降时,提示输卵管阻塞。注气时注意用听诊器置于两下腹听诊,如能在注气时听诊到气泡通过声,而阴道内无漏气,则提示气体经过输卵管伞端逸入盆腔内,该侧输卵管通畅。

通气术后坐起,进入盆腔的二氧化碳气体可上升集聚于横膈膜下,刺激横膈膜出现肩酸不适,此时拍摄腹部立位片,如横膈膜下有游离气体,更进一步证实输卵管是通畅的。

参 考 文 献

[1] MAHEUX-LACROIX S,BOUTIN A,MOORE L,et al .Hysterosalpingosonography for diagnosing tubal occlusion in subfertile women:a systematic review with meta-analysis[J].Hum Reprod,2014,29:953-963.

[2] 冒韵东.输卵管阻塞性病变的诊断选择[J].中国实用妇科与产科杂志,2019,35(1):68-72.

[3] SOULES M R,SPADONI L R. Oil versus aqueous media for hysterosalpingography: a continuing debate based on many opinions and few facts[J].Fertil Steril,1982,38: 1-11.

[4] SAUNDERS R D,SHWAYDER J M,NAKAJIMA S T.Current methods of tubal patency assessment [J].Fertil Steril,2011,95:2171-2179.

[5] Practice Committee of the American Society for Reproductive Medicine.Diagnostic evaluation of the infertile female:acommittee opinion[J].Fertil Steril,2015,103:44-50.

[6] AJONUMA L C, et a1. New insights into the mechanisms underlying hydrosalpinx fluid formation and its adverse effect on IVF outcome[J].Hum Reprod Update,2002, 8(3):255-64.

[7] TAKEDA M,MIYATAKE T,TANAKA A,et a1. Rare hydrosalpinx in a sexually inactive adolescent successfully treated with laparoscopy [J]. Gynecol Mini Inv Ther,

2017,6(2):76-78.

[8] Chen C D, Chao K H, Wu M Y, et a1. Ultrasound-guided hydrosalpinx aspiration during oocyte retrieval and a mouse embryo assay of hydrosalpinx fluid in a woman with hydrosalpinx and hydrometra during in vitro fertilization treatment[J]. Taiwan J Obstet Gynecol,2012,51(1):106-108

[9] 郝莉娜,李光.腹腔镜手术治疗输卵管性不孕症86例临床分析[J].中国妇幼健康研究, 2012,23(4):542-543.

[10] Practice Committee of the American Society for Reproductive Medicine.Role of tubal surgery in the era of assisted reproductive technology:a committee poinion[J].Fertil Sterll,2015,103:37-43.

[11] 关菁,张意茗,于晓明.从生殖外科角度解读输卵管造影[J].中国妇产科临床杂志, 2018,19(1):94-96.

[12] 中华医学会放射学分会介入专委会妇儿介入学组.子宫输卵管造影中国专家共识[J]. 中华介入放射学电子杂志,2018,6(3):185-187.

[13] Tan Y,Zheng S,Lei W,et al.Ethiodized poppyseed oil versus ioversol for image quality and adverse events in hysterosalpingography:a prospective cohort study.[J].BMC Med Imaging.2019,19(1):50.

[14] 王玉东,陆琦.输卵管妊娠诊治的中国专家共识[J].中国实用妇科与产科杂志,2019,35 (7):780-787.

[15] 陈君霞,张信美.输卵管妊娠发病机制的最新研究进展[J].国际妇产科学杂志,2014,41 (1):3-6.

[16] LI Jing-wei,JIANG Kai-lei,ZHAO Fu-jie. Fertility outcome analysis after surgical management of tubal ectopic pregnancy:a retrospective cohort study［J］. BMJ Open, 2015,5(9):e007339.

[17] BARNHART K,GOSMAN G,ASHBY R,et al. The medical management of ectopic pregnancy:a meta-analysis comparing "single dose" and "multidose" regimens［J］. Obstetrics and Gynecology,2003,101(4):778-784.

[18] 陈绍红,陈辉,张青梅.输卵管憩室的X线诊断(附5例报告)[J].同济医科大学学报, 2001(6):604-606.

[19] 王磊.输卵管憩室的X线诊断(附6例报告)[J].医学影像学杂志志,2009,19(6):692-695.

[20] 陈晓艺,王金萍,李燕.四维子宫输卵管超声造影在宫外孕保守治疗后输卵管通畅性评 估中的应用[J].安徽医学,2019,40(4):410-412.

[21] 张盛敏,苏楠,陈梅,等.超声造影评估输卵管妊娠保守治疗后输卵管的通畅性[J].中华

超声影像学杂志,2015,24(7):625-626.

[22] 李天刚,王刚,祁平安,等.实时三维输卵管超声造影在评价输卵管妊娠治疗后通畅性中的作用[J].临床超声医学杂志,2018,20(8):543-546.

[23] 郑华,张雁,郭宏霞.不同治疗方案对异位妊娠所保留输卵管形态及功能影响的研究[J].中国计划生育和妇产科,2017,9(1):51-54.

[24] 胡春秀,陈亚琼,陈俊,等.输卵管妊娠3种方式治疗后不孕患者输卵管状态分析[J].现代妇产科进展,2010,19(5):382-384.

[25] 王莎莎.子宫输卵管超声造影[M].北京:军事医学科学出版社,2013.

[26] 杨珂,戚延龄.临床妇产科子宫输卵管造影学[M].天津:天津人民出版社,1974.

[27] 刘明明,梁宇霆.鞘管法子宫输卵管造影的临床价值[J].首都医科大学学报,2020,41(6):982-985.

[28] 郑国,金钊,齐静怡,等.输卵管妊娠后慢性输卵管炎的造影分析[J].中华介入放射学电子杂志,2021,9(1):75-79.

[29] 樊慧流,范江涛,韦红兰,等.输卵管妊娠切开取胚术后行子宫输卵管造影的临床意义[J].广西医科大学学报,2020,37(9):1681-1685.

江西省妇幼保健院	王进华团队
首都医科大学附属北京妇产医院	苗　杰
安徽医科大学附属妇幼保健院	李　兵
	袁冬存
复旦大学附属妇产科医院	张国福

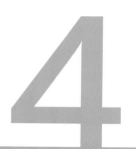

第四章
输卵管再通术及选择性造影(通液)

输卵管再通术(fallopian tube recanalization,FTR)是利用机械性原理将堵塞的输卵管打通。常规来说,形成输卵管堵塞的原因有3种:① 炎症碎片、黏液栓以及其他不定形物质;② 子宫输卵管开口痉挛、结节性输卵管峡炎;③ 盆腔炎性疾病、子宫内膜异位症纤维化。输卵管开口痉挛是假阳性,但是也只能在选择性输卵管造影(selective salpingography,SSG)术后确认。Thurmond研究发现,在输卵管堵塞患者中,由不定形组织形成的较小而分散的管状栓子的发生率较高,输卵管再通术术后的再通率及妊娠率均较为可观。但现在有学者认为,FTR能够复通的大都为假阳性患者,而真性堵塞不易被疏通,即使被疏通,由于输卵管黏膜本身损伤严重,术后再粘连或异位妊娠概率较高。

如何面对并解决上述问题仍是输卵管再通术的一大挑战,输卵管再通术对真性输卵管阻塞的再通效果究竟如何并无定论;虽然有研究结果显示输卵管再通术后妊娠率为30%～50%,而关于再通术后的异位妊娠率则说法不一。

广义的输卵管再通术主要有以下3种类型:① 选择性输卵管通液及输卵管再通术(selective hydrotubation and tubal catheterization,SHTC);② 宫腔镜下输卵管插管通液、导丝介入术;③ 宫、腹腔镜联合下输卵管插管通液、导丝介入术、输卵管镜下输卵管插管通液、导丝介入术。本章将重点讨论SHTC(如无特殊前置描述,选择性输卵管通液及输卵管再通术都是指X线引导下的输卵管导丝介入再通术)。

第一节　介入性输卵管再通术

一、概述

介入性输卵管再通术,即X线下输卵管导丝介入再通术,是运用导丝、导管等器械进行输卵管腔内机械性疏通操作,是解决输卵管梗阻的一种介入治疗方法。

二、适应证与禁忌证

(一)适应证

以下两种患者可行FTR治疗,且效果优于输卵管通液:①输卵管近端阻塞且输卵管远端阻塞未见积水患者;②造影显示输卵管伞端显影欠佳,造影剂通过输卵管流入盆腔弥散慢的患者。

(二)禁忌证

结扎输卵管吻合术后阻塞者、药物粘堵者、结核性输卵管阻塞患者不宜行FTR治疗,因其多伴有输卵管周围粘连或输卵管壁僵硬特征,顺应性差,易发生穿孔(图4-1、图4-2)。

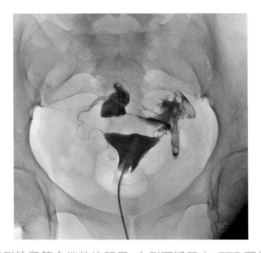

图4-1　双侧输卵管伞端粘连明显,右侧可疑积水,FTR可能效果有限

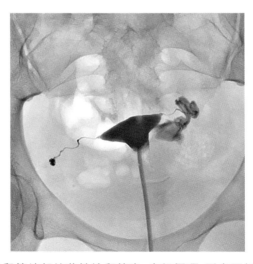

图4-2　右侧输卵管峡部结节性输卵管炎,走行僵硬,形态不规则,不适合FTR

三、术前准备

(一) 患者及医师术前准备

(1) 月经干净后3～7天,禁同房,一般认为是排卵前的卵泡期,过早易发生淋巴管静脉回流,过晚则损伤子宫内膜,甚至导致子宫内膜异位症。

(2) 术前无发热、无严重的全身性疾患等,术前行白带分析检查,明确无急、慢性生殖道炎症。阴道分泌物检查包括:白带清洁度、霉菌、滴虫、衣原体,正常是白带清洁度1～2度、霉菌阴性、滴虫阴性、衣原体阴性。对支原体的检查目前尚有争议,有专家认为无症状的支原体阳性无需治疗,也就无需检查。

(3) 术前已行HSG检查明确输卵管病变。

(4) 仔细询问患者病史,书写门诊病历,告知患者病情并要求其签署《再通告知同意书》。

(5) 可在检查前30 min给患者肌注阿托品0.5 mg。

(6) 需要两名手术医生合作完成,手术医生常规手消毒。

(7) 手术医生穿铅衣,戴铅帽、铅围脖,必要时戴铅手套。

(二) 手术室及器械、通液药物准备

(1) 建议在专业的介入无菌手术室进行,普通的胃肠机造影室会使感染风险增高。

(2) 器械准备。包括无菌刮宫或人流手术包1个、10 mL注射器2支、再通4件套,包括:① 微导管1.0 mm(3 Fr.)/普通导管1.8 mm(5.5 Fr.);② 附件(一根导引导丝0.035 inch、一根微导丝0.018 inch、三通阀及基座);③ 一次性使用输卵管导管及附件(普通导管6 Fr.×350 mm、微导管3 Fr.×450 mm);④ 微导丝(0.018 inch×800 mm),必要时使用外套管260 mm及扩张管200 mm。

(3) 药物准备。生理盐水10 mL+地塞米松5 mg+糜蛋白酶5 mg+庆大霉素8万单位,造影剂(碘海醇)10 mL;25～30 µg/mL浓度的臭氧10 mL,必要时使用利多卡因2 mL。

四、操作步骤及说明

(一) 操作步骤

(1) 患者取截石位,碘伏消毒会阴部及手术区。

(2) 铺巾,放置扩阴器,充分暴露宫颈。

(3) 阴道及宫颈消毒,对于疼痛耐受能力较差的患者,可行宫颈麻醉。

(4) 手术医生甲(助手)将再通四件套拆封,将导引导丝插入普通导管内,导引导丝前端呈弯曲鱼钩状,整个露出普通导管外,便于插管时直抵宫角(部分型号再通套件无导引导丝,可省略此步骤)。将微导丝插入微导管内,导丝前端稍露出;无菌石蜡油纱布轻轻擦

拭普通导管及细导管,保证润滑。

(5)手术医生乙利用血管钳将普通导管(可内含导引导丝)经宫颈送入宫腔内,操作熟练的医生在整个过程中可以进行盲插,以最大限度减少辐射剂量。在送入过程中,若出现落空感,即可判断普通导管前端已进入宫腔,此时利用普通导管顺应性及手术医生手感,在X线透视下,将普通导管前端抵入宫角处,并抽出导引导丝(若无导引导丝,则无此步骤)。

(6)手术医生甲遵手术医生乙的嘱咐,将普通导管轻轻向内抵住。由于普通导管自身的弹性,有时须根据情况稍将普通导管向内(顺时针)拧或向外(逆时针)拧。

(7)手术医生乙将内含微导丝的微导管送入普通导管内,在送入后,稍感阻力时,在X线透视下,再将微导管向内送入约2cm,使微导管越过普通导管进入输卵管间质部;固定好微导管,将微导丝向内送入,使之进入输卵管壶腹部以远,可反复抽插几次。部分情况下,微导丝会有突破感;后抽出微导丝,向微导管内注入适量"造影剂＋疏通药物"混合液,见输卵管通畅,输卵管伞端造影剂溢出,继续向内注入臭氧适量。术中需保存输卵管再通后图片。

(8)拔管,取出扩阴器,嘱咐术后注意事项。

(二)操作步骤说明

1. 导引导丝的优势及再通套装的属性要求

1)导引导丝

导引导丝前端呈150°弯曲,可表现出更好的顺应性,便于术者用普通导管更准确地找到子宫角输卵管开口处。

2)普通导管

普通导管依据宫腔的几何形态设计,只要操作恰当,导管可"自然"插至子宫角部。普通导管的支撑力要足够大,以便于微导管的置入。

3)微导丝

微导丝的前端由铂金材料构成,较为柔软,在有效疏通输卵管阻塞部位的同时,最大限度地减少对输卵管壁的损伤。随着材料和技术的进步,现在一般应用超滑微导丝。其优点是亲水超滑,无损伤或损伤小,抗折和抗牵拉能力强;导丝整体性好,旋转扭控力强,容易掌握导丝头端的方向和位置;同时,超滑微导丝易通过显著迂曲的输卵管行程,且具有很强的旋转钻挤能力,使输卵管再通的可能性增加。

值得注意的是,在使用超滑微导丝,特别是重复使用超滑微导丝进入微导管时,建议使用无菌石蜡油涂抹,目的是增大其润滑度;而微导丝难以继续使用的原因就是当导丝超滑外膜退化,在导管内推进和旋转时,阻力将会增大,从而影响操作。

4)微导管

微导管可直接插入宫角处,方便导丝及药物进入输卵管腔内。

2. 普通导管盲插技巧

一般来说,普通导管前端呈弯曲状态,在插入宫颈口时需适当塑形,使其呈直线状,便于宫颈管口插管。插管时,若普通导管进入困难,需适当转动普通导管,因普通导管顶端有时可能抵在子宫或宫颈管内壁,大力向前推送难以移动,转动普通导管可使其顶端避开子宫或宫颈管壁,进入子宫腔内。

正常的子宫有一定程度的前屈或后屈,不论前屈或后屈,子宫与宫颈呈钝角,在输卵管造影片上表现为倒置三角形。当过度前屈时,子宫与宫颈呈锐角,此时表现为正置的三角形;过度前屈往往导致插管困难。有时,部分患者的子宫位置不正,宫颈开口多有偏移,或子宫颈管较长、行程较为迂曲,也可导致插管难度增大。针对以上情况采取的办法有以下几种:

(1)使用宫颈钳夹住宫颈管周边部分(此部分神经末梢分布较少,疼痛感较轻),并向下、向术者方向拉拽,使得宫颈开口且尽量位置摆正,便于插管。

(2)使用普通导管插管确实困难时,可先用柔软的微导丝探入宫腔内,后利用微导丝的导引作用,将微导管及普通导管逐个插入宫腔内。

(3)利用宫腔探针塑形。

3. "找宫角"

一般来讲,插管成功后,由于导管前端呈弯曲状,可自然致尖端伸向一侧宫角;伸向宫角方向时,需再用力将导管向相同方向推送至准确的宫角输卵管开口处。当导管尖端到达输卵管开口处时,会有轻微的"固定作用",即术者再向前送导管也不会导致导管尖端位置移动。在寻找另一侧宫角时,由于普通导管强度大,若直接在宫腔内将普通导管扭转向另一侧,难度较大。此时可先将普通导管向后稍撤出,然后再扭转方向向另一侧宫角插去。另外,由于在寻找另一侧宫角之前,可将普通导管内的微导管(或微导丝)轻轻向后抽出一部分,以免影响操作手感。

4. 臭氧的浓度问题

我国学者研究表明,将臭氧应用于介入性输卵管再通术,在提高治疗效果、降低术后闭塞率方面取得了满意效果。理论上,臭氧的治疗效果与其浓度有关,浓度越大,治疗效果越好。但是过高的臭氧浓度会对机体造成一定程度的损伤,因此,在治疗时应选择适宜浓度的臭氧。Bocci等认为,血液中臭氧浓度的安全范围是 $20\sim80\ \mu g/mL$,超过此浓度范围将会产生血液毒性。他将臭氧浓度划分为3个范围:低浓度($10\sim30\ \mu g/mL$)、中等浓度($30\sim50\ \mu g/mL$)、高浓度($50\sim80\ \mu g/mL$)。国内学者通过对家兔输卵管的研究认为,臭氧治疗的安全浓度为不超过 $50\ \mu g/mL$ 。国内还有研究认为,虽然用高浓度臭氧治疗后的患者在妊娠率、输卵管再闭塞率方面较用低、中浓度臭氧治疗而言有所改善,但差异并无统计学意义。此外,研究还发现,用高浓度臭氧治疗后的患者在术后的不适症状较低、中浓度明显增多,认为高浓度臭氧更容易导致输卵管上皮短期内变性、坏死。因此,学者们认为,中等浓度(30~50 μg/mL)的臭氧治疗较为适宜。

臭氧低压推注时的冲击力也可对输卵管腔内粘连起到机械性分离作用。低压循环推注臭氧,不会造成黏膜血管的气体栓塞,气体栓塞事件目前尚未见报道。

5. 输卵管再通的适应证选择问题

输卵管有无粘连及粘连的程度是影响再通的主要因素。输卵管近端梗阻主要为膜性粘连、黏液栓、内膜脱落组织堵塞引起,发生明显粘连者少,再通率高;远端梗阻多有明显粘连,且输卵管管腔相对微导管导丝明显宽,起不到夹持作用,再加上该部分输卵管迂曲,活动度大,导管导丝不能很好的发挥作用;所以,壶腹部、伞端梗阻时,导管置于峡部加压通水即可,过多的导丝操作意义不大。我国有部分学者将壶腹部、伞端梗阻列为再通禁忌证,但有研究认为,输卵管壶腹部及伞端近1/3可再通成功,针对壶腹部及伞端梗阻行加压通水时,将微导管置于峡部较导管置于输卵管开口处能起到更好的作用,减少了通水时间质部的痉挛增加的压力。

笔者认为,有明显粘连、管壁不规则、僵直、瘢痕形成者在操作时间超过20 min后仍不能再通,应放弃介入治疗。输卵管再通术的目的是解决不孕症问题,如果基础条件已破坏,不建议强行再通,否则不仅会增加放射损害,还会给其他助孕治疗带来不良影响。

6. 再通药物

1) 糜蛋白酶

糜蛋白酶,又称胰凝乳蛋白酶(chymotrypsin),一般可从牛或者猪胰中提取得到。作为一种水解蛋白酶,糜蛋白酶具有肽链内切酶的作用,通过切断蛋白质肽链中酪氨酸、苯丙氨酸的羧端肽链作用,专一水解羧端芳香族氨基酸;它可以分解炎症部位纤维蛋白凝结物,促进血凝块、脓性分泌物及坏死组织的消融分解,从而净化创面,促进肉芽组织新生、创口愈合。

糜蛋白酶还可用于多种疾病治疗,临床上常用于消除各种炎症,对于输卵管及盆腔炎症具有治疗效果。但本品可能会引起过敏反应,多在中断使用后再次使用时发生,水溶液极不稳定,故必须现用现配。

2) 地塞米松

地塞米松是一种人工合成的糖皮质激素,具有很强的抗炎作用,能抑制炎症细胞、白细胞在炎症部位的聚集,并抑制吞噬作用、溶酶体酶的释放及炎症化学中介物的合成与释放,可减轻炎症早期的渗出、水肿、毛细血管扩张、白细胞浸润及吞噬反应,从而改善红、肿、痛等症状;炎症后期则通过抑制毛细血管及纤维母细胞增生,延缓肉芽组织生成,防止粘连及瘢痕形成,减少后遗症。王一斌等研究认为,输卵管再通术后应用地塞米松可减轻炎症反应,提高输卵管再通率,增加妊娠机会。

3）庆大霉素

庆大霉素为氨基糖苷类广谱抗生素,副作用主要有肾毒性、耳毒性、呼吸肌毒性、心脏毒性及过敏性反应或过敏性休克死亡。其过敏反应发生率极低,发生过敏反应的机制是:庆大霉素为非蛋白质半抗原,进入体内与体内蛋白质结合变成抗原而产生致敏抗体。有学者认为,这主要与某些患者对庆大霉素有变态反应体质有关。

4）医用几丁糖

医用几丁糖是一种天然生物高分子聚糖,其预防输卵管复通后再粘连的可能机制如下:促进上皮细胞及内皮细胞生长,选择性抑制成纤维细胞增殖,使得胶原纤维形成减少,组织的生理学修复加快,从而降低瘢痕形成的概率,以达到预防输卵管再次粘连的目的;抑制多种细菌生长,特别对革兰氏阳性细菌效果显著,减少炎性物质渗出;新疏通的输卵管管腔内往往有纤维渗出及出血情况,上皮细胞及纤毛容易受损,易于再次粘连,而几丁糖具有良好的组织相容性,在体内完全分解吸收需要3周的时间,可在局部组织停留较长时间,给损伤的输卵管上皮及纤毛修复提供了宝贵时机,可促进输卵管功能的恢复;作为一种无色透明、黏稠度较大的凝胶状物质,它具有良好的润滑性能,可在输卵管壁表面形成胶体网状结构,在组织间起到物理隔离作用;具有良好的止血作用,减少因出血机化所致的组织粘连。

5）透明质酸钠

透明质酸钠是一种大分子氨基黏多糖,1969年它被发现能够减轻肌腱损伤后粘连,直至20世纪90年代才被首次应用于防止术后组织粘连。近年来,随着对SH研究深入,其在预防术后粘连方面的优势逐渐彰显。

7. 麻醉药物在输卵管再通手术中的应用

通常在临床中进行介入性输卵管再通手术时几乎不使用麻醉药物。而根据笔者所在科室的经验,宫腔内适当使用表面麻醉可提高患者手术过程中的舒适度,缩短手术时间,减少患者及手术医生的曝光时间,降低辐射量,提高手术成功率。在多种麻醉药物中,常用的是利多卡因。它作为一种局部麻醉药物,穿透力及扩散力均较强,且无过敏性,可较好地麻醉宫颈内口及宫腔黏膜下丰富的感觉神经末梢。

在使用利多卡因麻醉时需注意以下3点:① 用量应尽可能少,总量应控制在8～10 mL。利多卡因对子宫收缩有一定影响,当大剂量使用时可能部分药物通过损伤的血管进入静脉,引发血压下降等不良副反应;② 插管困难时,不可强行插管或盲目扩宫,可利用注射器在宫颈"11点"位置肌注利多卡因2 mL,利于插管;③ 再通成功后可在灌注疏通液前,给患者注入3 mL利多卡因混合液(利多卡因和生理盐水按1:1配好),减轻患者腹痛、腹胀感。

五、病例分析

介入性输卵管再通术的病例分析，如图4-3~图4-10所示。

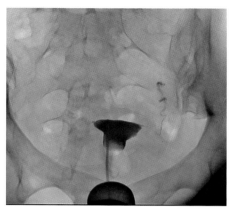

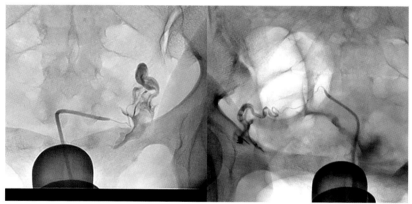

图4-3　病例1

FTR术后双侧输卵管恢复通畅。

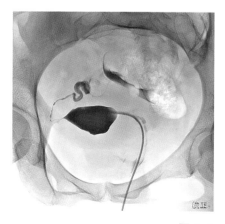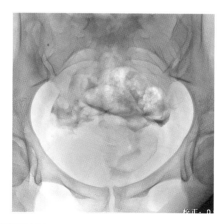

图4-4　病例2(1)

左侧输卵管近端梗阻、右侧输卵管通畅度下降，延时片显示盆腔环境良好。

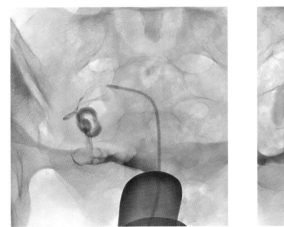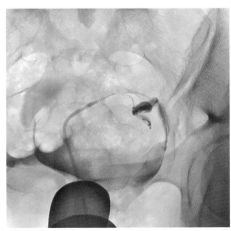

图4-5　病例2(2)

FTR术后恢复通畅。

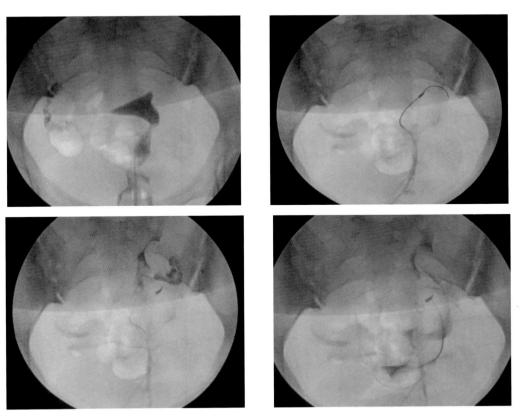

图4-6　病例3

左侧输卵管间质部阻塞,行FTR后臭氧灌注,左侧输卵管通畅。

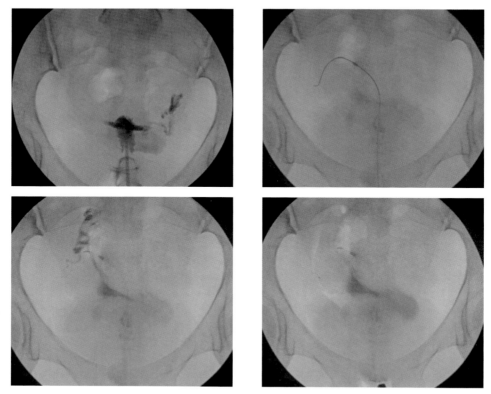

图4-7　病例4

右侧输卵管峡部阻塞,行FTR后臭氧灌注,右侧输卵管通畅。

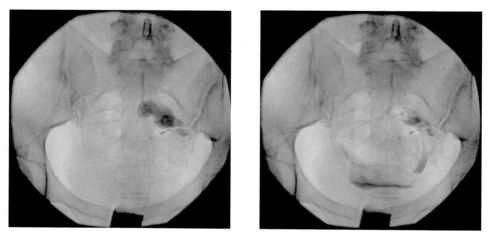

图4-8　病例5

左侧输卵管伞端不全梗阻,行臭氧灌注,部分造影剂溢出。

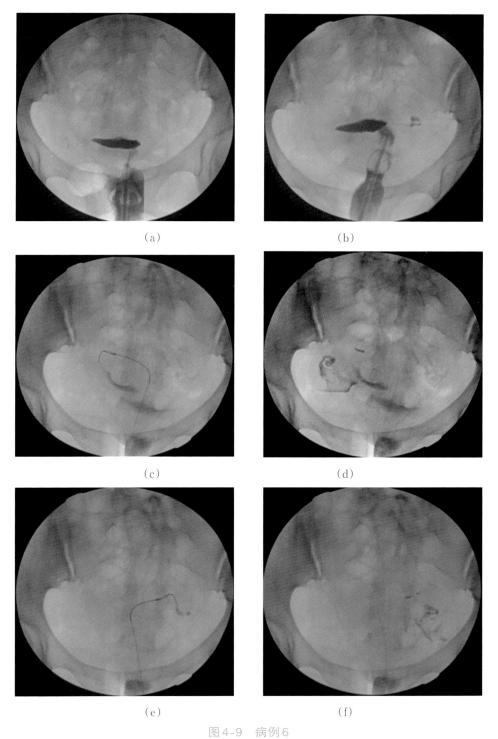

图 4-9　病例 6

（a）（b）从左至右分别为输卵管结扎后造影和腹腔镜复通后造影，双侧输卵管阻塞；

（c）（d）行导丝再通后，右侧输卵管通畅；（e）（f）行导丝再通后，左侧输卵管通畅

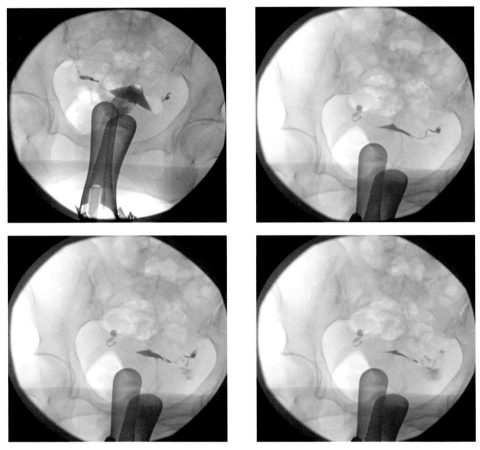

图4-9　病例7

HSG显示患者双侧输卵管壶腹部阻塞，在患者强烈要求下行FTR，

术中示左侧输卵管造影剂溢出于盆腔。

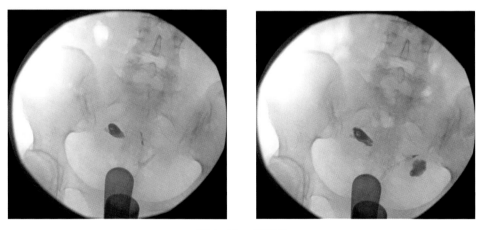

图4-10　病例8

患者外院HSG提示双侧输卵管间质部阻塞，FTR术中发现双侧输卵管积水。

六、术后管理

（一）术后医护人员的工作

（1）及时书写输卵管再通术后报告。

（2）发报告时，根据患者输卵管情况，纳入不同介入治疗路径：对于显示输卵管通畅的患者，嘱行选择性输卵管通液巩固治疗；对于输卵管不通患者，如考虑为患者紧张致输卵管痉挛，嘱下月复查，如考虑为粘连严重，再通可能性不大，需尽早嘱行试管婴儿或其他助孕措施。

（3）将患者纳入随访序列。

（二）术后医嘱内容

（1）术后注意事项。术后禁同房2周；禁盆浴2周；术后口服抗生素3天，常规使用头孢类抗生素；也可使用克林霉素凝胶进行阴道清洗。

（2）术后腹痛常由宫颈、宫腔操作刺激和臭氧刺激引起，一般来讲，稍作休息即可，如腹痛较为严重，可予静卧吸氧。

（3）术后阴道少量流血是正常情况，不超过月经量无需就医，但需注意阴道清洁卫生工作，防止感染。

（4）部分患者术后出现月经周期紊乱情况，可能是由于其内膜受损所致，无需特殊处理。

（5）谨遵医嘱，及时复查或行巩固治疗。

七、中药灌注治疗及辅助中药灌肠治疗

中医对于输卵管阻塞性不孕症的治疗主要包括理气通络、活血化瘀、清热解毒、消瘀行滞等。输卵管再通术后，患者表现为病机夹杂虚实，辩证气血双虚，所以以清热解毒、活血通经等治疗为主。中药中有诸多药材可以改善毛细血管通透性，加快组织局部的血液循环，避免炎症部位的毛细血管过度扩张，抑制炎性细胞及纤维细胞增殖，促进局部炎症吸收及输卵管生理功能恢复。

1）宫腔注药

宫腔注药可使活血化瘀、清热解毒的药物直接作用于输卵管腔，治疗局部充血水肿，抑制纤维组织生成及发展，并通过灌注时的压力，分离轻度宫腔粘连。

2）中药通液

中药通液可使药物与输卵管病灶接触，并通过诊疗仪注射产生一定的压力，分离粘连，溶解软化粘连组织，使炎症迅速吸收。

3）中药灌肠

直肠给药途径直接,吸收较快,同时避免了长期口服中药对胃部的刺激;药物通过肠壁直接渗透作用于病灶,可改善盆腔内血液循环,促进炎症消除。

八、输卵管妊娠病史患者的再通策略问题

输卵管妊娠是妇产科常见多发病之一,治疗手段包括药物治疗、腹腔镜手术及剖腹手术。但伴随而来的是输卵管妊娠治疗后介入再通的策略问题。

输卵管妊娠治疗后,患侧输卵管的再次妊娠概率一直是一个敏感的问题,我国部分研究认为,重复性异位妊娠的发生受盆腔整体环境和患者特点影响,并不限于发生在原输卵管妊娠侧,但这一结论尚有争议。因此,无论是药物治疗还是手术保守治疗,术后备孕时应尽早行子宫输卵管造影检查,明确输卵管通畅度及盆腔粘连情况,积极治疗输卵管通畅度问题及盆腔粘连问题。同时,对于出现梗阻情况的妊娠输卵管侧,需慎重行再通手术。因为此时若粘连情况较严重,强行疏通的话,会破坏输卵管功能。

第二节　选择性输卵管通液

一、概述

选择性输卵管通液术是在输卵管通液术的基础上加以改进形成的一项新技术、新检查及治疗方法。这种技术类似于选择性输卵管造影(selectively salpingography,SSG),是将普通导管或微导管直接插入输卵管开口2～3 mm,向内注入药水(一般来说是生理盐水、糜蛋白酶、地塞米松、庆大霉素混合液与造影剂或美蓝液配伍)及臭氧,同时通过X线或其他可视方法(超声、宫腔镜、输卵管镜等)检测输卵管通畅度的一种方法,当然,这种检查方法也可以用作输卵管轻度粘连的治疗方法。在临床实际工作中,输卵管通液常作为输卵管再通术后的巩固治疗,主要目的是防止输卵管再通术后再粘连。

对比输卵管通液,选择性输卵管通液属于可视操作,可客观地观察输卵管走行、形态、位置及输卵管伞端造影剂溢出情况,有利于疾病诊疗。

二、术前准备

(一)患者及医师术前准备

(1)手术时间:月经干净后3～7天,部分学者认为5～8天,过早易发生淋巴管静脉回流,过晚则损伤子宫内膜。

（2）术前无发热、无严重的全身性疾患等，术前行白带分析检查，明确无急、慢性生殖道炎症。阴道分泌物检查包括：白带清洁度、霉菌、滴虫、衣原体，正常是白带清洁度1～2度、霉菌阴性、滴虫阴性、衣原体阴性。支原体检查的临床意义目前尚有争议。

（3）仔细询问病史，书写门诊病历，告知患者签署《选择性通液告知同意书》。

（4）可在检查前30 min给患者肌注阿托品0.5 mg。

（5）手术医生常规手消毒。

（6）手术医生穿铅衣，戴铅帽、铅围脖，必要时戴铅手套。

（二）手术室及器械、通液药物准备

（1）建议在专业介入无菌手术室进行，普通的胃肠机造影室会使感染风险增高。

（2）器械准备包括：无菌刮宫或人流手术包1个、10 mL注射器2支、细导管1.0 mm（3 Fr.）/普通导管1.8 mm（5.5 Fr.）及附件（含一根导引导丝、三通阀及基座）。

（3）药物：生理盐水10 mL＋地塞米松5 mg＋糜蛋白酶5 mg＋庆大霉素8万单位，造影剂（碘海醇）10 mL；25～30 μg/L浓度的臭氧20 mL，必要时使用利多卡因2 mL。

三、操作步骤及说明

（一）操作步骤

（1）患者取截石位，碘伏消毒会阴部及手术区。

（2）铺巾，放置扩阴器，充分暴露宫颈。

（3）阴道及宫颈消毒，必要时行宫颈麻醉。

（4）手术医生甲（助手）将选择性通液三件套拆封，将导引导丝插入普通导管内，导引导丝前端呈150°弯曲，整个露出于普通导管外，便于插管时直抵宫角；以蘸满石蜡油的纱布轻轻擦拭普通导管及细导管，保证润滑。

（5）手术医生乙利用血管钳将普通导管（可内含导引导丝）经宫颈送入宫腔内，整个过程为盲插，目的是最大限度地减少辐射剂量；在送入过程中出现落空感即可判断普通导管前端已进入宫腔，此时利用普通导管的顺应性及手术医生手感，在X线透视下，将普通导管前端抵入宫角处，并抽出导引导丝（若无导引导丝，则无此步骤）。

（6）手术医生甲遵手术医生乙的嘱咐将普通导管轻轻向内抵住，因普通导管自身有弹性，有时须根据实际情况稍将普通导管向内（顺时针）拧或向外（逆时针）拧。

（7）手术医生乙将微导管送入普通导管内，当送入稍感阻力时，在X线透视下，再向内送入约2 cm，使微导管越过普通导管进入输卵管间质部；固定好微导管，向微导管内注入适量"造影剂＋疏通药物"混合液，见输卵管通畅，输卵管伞端造影剂溢出，继续向内注入臭氧适量。术中需保存输卵管再通后图片。

（8）拔管，取出扩阴器，嘱咐患者术后注意事项。

（二）操作步骤说明

行选择性通液治疗时,如单用微导管疏通较为困难,表现为疏通液注入时压力过大、透视未见输卵管显示,考虑再通术后粘连等情况,则加用超滑导丝进行机械疏通操作。

四、术后管理

（一）术后医护人员的工作

（1）输卵管选择性通液术后应及时书写报告。

（2）发报告时,嘱患者下一次月经结束后开始备孕;如为一侧输卵管切除术后或一侧输卵管积水栓塞术后患者,嘱患者备孕时需积极检测排卵情况。

（3）将患者纳入随访序列。

（二）术后医嘱内容

（1）术后注意事项:术后禁同房2周;禁盆浴2周;术后可口服抗生素3天,常规使用头孢类抗生素;可使用克林霉素凝胶进行阴道清洗。

（2）术后腹痛常由宫颈、宫腔操作刺激和臭氧刺激引起,一般来讲,稍作休息即可,若腹痛较为严重,可予静卧吸氧。

（3）术后阴道少量流血是正常的,不超过月经量无需就医,需注意阴道清洁卫生工作,防止感染。

（4）部分患者术后会出现月经周期紊乱情况,可能是由于内膜受损所致,无需特殊处理。

（5）谨遵医嘱及时复查或行巩固治疗。

五、预后

（一）妊娠概率及妊娠周期

国外研究表明,输卵管再通术后的妊娠率为6%～67%,原因可能是患者的选择及结果的评估标准不同,但大多数研究表明术后妊娠率维持在20%～25%,其中术后半年内的妊娠率最高。国内研究普遍认为,介入治疗输卵管性不孕症,术后妊娠率在30%～40%,其中半年至一年内术后妊娠率最高。

（二）再粘连

术后1年输卵管再阻塞、粘连的平均概率为50%。国内有些学者在FTR术后将碘化油浸泡后的大号缝线留置于输卵管腔内,目的是更好地预防再粘连,提高远期复通率,进而提高妊娠率。但由于缝线放置的成功率尚待进一步提高,缝线放置后是否会增加出血量及感染的发生率尚待进一步研究,临床应用并不很多。

第三节　其他输卵管放射介入治疗方法

压迫按摩法子宫输卵管造影也是输卵管放射介入治疗方法的一种。子宫输卵管造影（HSG）检查过程中,如发现双侧或单侧输卵管各部阻塞者,酌情将导管球囊内气体总量增加至4～5 mL（经产妇为5 mL）,以防压迫按摩时气囊自宫口脱出。嘱患者压腹时放松肌肉,透视下用胃肠机压迫器反复紧、松交替压迫宫腔与输卵管阻塞部位,压迫深度以患者能够承受的最大限度为宜。每次压迫后,小腹部要充分回弹,压迫与松开时间比例约为2:1,并适当补充造影剂增加压力,观察其通畅情况。对已经疏通者要延时10 min复查,以观察其通畅程度。对于反复加压5 min输卵管阻塞仍未疏通者即认为治疗失败。在术中,若观察到静脉、淋巴管返流,则立即停止注射并结束检查。

压迫按摩法子宫输卵管造影的原理是:① 压迫器压迫时,会增加造影剂的冲击力,对输卵管阻塞部分的压强增加,可较好地发挥疏通作用,且阻塞部位越靠近宫腔,传导压强越大,再通率就越高;② 压迫器直接的压迫作用可使输卵管内黏液栓崩解、周围轻度粘连断离;③ 压迫按摩对输卵管痉挛起到的解痉作用。

这种方法无创、直观、简单、费用低廉、快速且无需重新插管,对于输卵管各部阻塞,尤其是输卵管间质部阻塞,均有一定的治疗价值,相对于盲目的通液疗法更具优势。但国内有研究指出,该种方法的再通率约60%,较介入再通为低,且普通胃肠机辐射剂量相对较大,感染风险增加,值得注意。

参 考 文 献

[1] 中华医学会放射学分会介入专委会妇儿介入学组.输卵管介入治疗中国专家共识[J].中华介入放射学电子杂志,2019,7(3):175-177.

[2] 何秉嘉.透明质酸钠联合碘化油以及不同抗生素在输卵管介入再通术后的疗效分析[D].广州:广州医科大学,2018.

[3] 夏恩兰.输卵管性不孕微创手术的过去、现在与未来[J].国际生殖健康/计划生育杂志,2016,35(3):181-186.

[4] 尹爱群,任永才.介入再通术联合臭氧气、液灌注治疗输卵管通而不畅的应用价值[J].医学影像学杂志,2020,30(10):1896-1907.

[5] 环璐瑶,冯定庆,凌斌.输卵管阻塞性不孕再通术后防粘连的研究进展[J/OL].海南医学院学报,(2020-08-25).https://doi.org/10.13210/j.cnki.jhmu.20200825.004.

[6] 官文征,王秀霞.输卵管性不孕症诊治的规范化[J].实用妇产科杂志,2020,36(5):335 -338.

[7] Al-Omari MH,OBEIDAT N,ELHEIS M,et al.Factors affecting pregnancy rate following fallopian tube recanalization in women with proximal fallopian tube obstruction[J]. J Clin Med,2018,7(5):110.

[8] 袁冬存,李兵,孙涛,等.输卵管介入再通单人操作套件与双人操作套件的对比研究[J]. 中国医学装备,2020,17(1):48-51.

[9] 付鹏,刘兆玉.输卵管阻塞性不孕症患者输卵管再通术后妊娠率及其影响因素[J].中国 临床医学影像杂志,2019,30(02):139-143.

[10] 王添平,张国福.输卵管阻塞性不孕的介入治疗[J].中国实用妇科与产科杂志,2019,35 (01):83-86.

[11] COBELLIS L,ARGANO F,CASTALDI M A,et al.Selective salpingography:preliminary experience of an office operative option for proximal tubal recanalization[J].Eur J Obstet Gynecol & Reprod Biol,2012,163(1):62-66.

[12] TANAKA Y,TAJIMA H,SAKURABA S,et al.Source renaissance of surgical recanalization for proximal fallopian tubal occlusion:falloposcopic tuosplasty as a promising therapeutic option in tual infertility[J].J Minim Invasive Gynecal,2011,18(5):651-659.

[13] 输卵管介入诊疗技术规范河北省专家共识组.输卵管介入诊疗技术规范河北省专家共 识(2018年)[J].河北医科大学学报,2018,39(5):497-499.

[14] 钱铭智,王荣珠,刘琴,等.放射介入性输卵管再通术14例分析[J].南京医科大学学报, 1997(1):90.

[15] 王荣珠.放射介入性输卵管再通术30例结果分析[J].苏州医学院学报,1999(5):581.

石家庄市妇产医院　　　　　　郑　国

安徽医科大学附属妇幼保健院　李　兵

袁冬存

湖北省妇幼保健院　　　　　　杨文忠

第五章
输卵管介入栓塞术

第一节 输卵管积水的危害和预处理方法

一、输卵管积水的危害

输卵管积水会导致体外受精-胚胎移植（in vitro fertilization and embryo transfer,IVF-ET）后胚胎种植率和临床妊娠率降低50%,早期妊娠流产率增加2倍,其主要原因有:

（一）机械冲刷理论

积水流入宫腔产生冲刷效应,干扰胚胎与子宫内膜的接触,从而抑制胚胎着床。

（二）胚胎毒性假说

输卵管积水中含有多量微生物、碎屑及毒性物质,而且机体组织其他炎性因子、细胞因子、白细胞趋化因子等的释放也显著增加,直接或间接作用于子宫内膜,当积水流入宫腔后,其内部环境不适合早期胚胎发育。

（三）卵巢功能受损学说

变粗的积水输卵管压迫同侧卵巢-输卵管系膜动脉弓,降低卵巢的血供,影响卵巢对促性腺激素的反应性,进而出现卵泡发育迟缓、获卵数下降的情况。输卵管积水中的毒性物质对卵巢分泌功能造成负面影响,影响了其血管内皮生长因子的内分泌功能,影响了卵巢内的血管生成,不利于优势卵泡的募集及促性腺激素的传递。

（四）子宫内膜容受性受损理论

子宫内膜容受性是指子宫内膜对囊胚的接受能力,子宫内膜允许胚胎着床的时间段极短,此时子宫内膜容受性最佳,通常被称作"种植窗"。内膜容受性的形成与整合素 $\alpha v\beta 3$、基质金属蛋白酶类(MMPs)、转录因子 NF-κB 等有关。输卵管积水通常由上行感染引起,其子宫内膜受损,影响对胚胎的容受性,从而影响胚胎着床。

(五)精子受精能力受损理论

当输卵管积水时,其中的乳酸盐及蛋白浓度降低使浸润其中的精子活力下降,积水的输卵管上皮细胞可能会分泌影响精子活力的物质,使精子的活动力及顶体反应能力降低,影响精卵结合的过程。

二、输卵管积水的预处理方法

多数研究认为,输卵管积水对IVF-ET的妊娠结局是不利的,在IVF-ET前对输卵管积水进行积极治疗,可以显著提高临床抱婴率、明显降低异位妊娠率和流产率。

尽管如此,也并非所有患者均需在IVF-ET前进行预处理,一些轻度输卵管积水患者的积水或输卵管积水与宫腔不相通(非交通性积水),即可直接实施IVF-ET。但是中、重度输卵管积水、管腔明显扩张并与宫腔相通者应该积极进行处理。

判断输卵管轻、中、重度的标准主要根据积水输卵管的管腔直径而定:轻度积水的管腔直径小于1.5 cm;中度积水的管腔直径是1.5~3 cm;重度积水的管腔直径大于3 cm。目前输卵管积水的预处理方法主要有:① 输卵管切除术(salpingectomy);② 输卵管远端造口术(salpingostomy);③ 输卵管近端结扎术(proximal tubal ligation);④ 超声引导下输卵管积水抽吸术(ultrasound guided aspiration)/硬化术(ultrasound sclerotherapy)。

(一)输卵管切除术

大量研究证实,腹腔镜切除输卵管非常有效。大量回顾性及前瞻性研究显示,切除积水的输卵管,可以有效提高临床妊娠率、胚胎种植率,降低异位妊娠率和流产率。但是切除输卵管本身具有创伤性,严重粘连时手术难度较大。Gelbaya等研究发现,输卵管切除术对于卵巢血运也有不利影响。输卵管切除术后病人的FSH水平显著高于术前,而且卵泡数量、取卵数均显著少于未切除输卵管患者。Orvieto等研究发现,输卵管切除术后卵泡发育质量降低,卵泡体积较小。而且对于严重粘连、肥胖、多次剖腹手术史的患者,输卵管切除术难度将增大;此外,若输卵管切除不彻底依然存在间质部妊娠的可能,单侧输卵管切除后会增加对侧输卵管妊娠的风险。

目前,为了减少输卵管切除术对卵巢血供的影响,一种新的输卵管切除术(抽芯法输卵管切除术)正被推广并应用于临床。而更为常用的输卵管近端结扎术的作用是阻断输卵管积液对胚胎植入的不良影响和不良反应以及对子宫内膜的影响,避免发生输卵管妊娠,同时最大限度地保护卵巢血供,其临床效果也得到了业界的肯定,但输卵管近端结扎术是否对卵巢功能产生不利影响一直存在争议。此外,行输卵管近端结扎术后,并发症较多,主要包括输卵管系膜撕裂、肠管损伤、膀胱损伤、盆腔静脉淤血、切口感染及术后复通等。

（二）输卵管远端造口术

输卵管远端造口术适用于输卵管近端尚通畅但伞端闭锁的轻、中度积水患者。对积水的输卵管行输卵管伞端造口术可持续引流输卵管积液至盆腔，有效减少积水逆流入宫腔，降低积水对胚胎、子宫内膜的干扰，提高 IVF-ET 的胚胎种植率和临床妊娠率。相较于输卵管切除术，输卵管伞端造口术几乎不会影响卵巢的血供，它在引流有害的输卵管积水的同时，又保留了自然妊娠的可能；既避免了对局部血运和神经造成明显干扰，又保护了卵巢对促排卵的反应性。需要指出的是，保留的输卵管会增加输卵管积水复发的可能性和输卵管妊娠的风险。

（三）输卵管近端结扎术

1849 年，有研究称，可用硝酸银经阴道成功粘堵输卵管；之后又有了诸如冷冻法、组织粘着剂法、腐蚀剂法等封闭输卵管以达到绝育目的的方法，但均因副作用太大或手术操作过于复杂而未能推广。

20 世纪 60 年代末，有学者将阿的平悬浊液注入大鼠输卵管，刺激其管壁增生，成功封闭其输卵管。后来研发出来的平小丸应用于临床 20 多年；20 世纪 70 年代，上海信宜制药厂以 30% 的苯酚（起腐蚀、破坏输卵管黏膜的作用）、35% 的阿的平（刺激肉芽组织增生、闭塞输卵管管腔）和 35% 的胆影酸（便于手术透视了解输卵管内药物充盈情况）配伍生产的复方苯酚糊剂用于临床效果较好。

20 世纪 90 年代，固体栓塞剂得到应用，将金属弹簧圈送至避孕动物（雌兔）输卵管中的实验获得成功。2001 年，澳大利亚的 Kerin 等首次将 Essure 节育器成功应用于临床节育。

2002 年，经美国 FDA 批准，Essure 节育器可应用于临床。该节育器直径为 2 mm，展开后的长度为 40 mm，镍钛外线圈固定在子宫输卵管交界处，当 Essure 节育器被置入输卵管后，其内部的涤纶纤维会引起周围组织发生局部炎症反应，使平滑肌和纤维组织增生，导致输卵管近端完全阻塞，从而达到绝育目的。

2005 年，Rosenfield 等在宫腔镜引导下将微弹簧圈送入输卵管近端，成功进行了栓塞避孕。2010 年，Mijatovic 等对 10 例需行 IVF-ET 但同时存在输卵管积水及输卵管切除禁忌的患者成功实施了 Essure 节育器置入术。

近年来，国外多个学者采用宫腔镜下 Essure 节育器栓塞输卵管，用于试管婴儿前预处理输卵管积水并取得了很好的效果。但该装置体积较大、柔韧性较差，放置过程中输卵管段不可视，有一定盲目性，置入后会有输卵管穿孔、移位至宫腔、断裂等可能，甚至还会出现患者对金属（镍）过敏的可能性。而且无论输卵管近端粗细如何，均用同一种规格的 Essure 节育器栓塞，可能导致栓塞不彻底或失败。

Adiana 绝育法是一种与 Essure 节育器原理类似的绝育方法，其是在超声引导下将一种不可吸收的硅橡胶扦入输卵管内，利用可控的输卵管内层热损伤，使纤维细胞向内生长从而达到避孕目的。

上述两种栓塞方法均未在国内开展,国内主要是在DSA或宫腔镜下采用微弹簧圈来栓塞输卵管积水;也有患者选择真丝线段或明胶海绵来栓塞输卵管积水,材料易得,操作简便,价格低廉,易为患者接受。介入栓塞术也可以用于预防输卵管残端妊娠的诊疗。国内有学者发现,在用HSG检查输卵管的残留长度时,可根据其残端长度,置入相应长度的微弹簧圈,当与残留的输卵管壁相容后,将管腔封堵,使游离的孕囊无法进入输卵管残端。

(四)超声引导下积水抽吸术/硬化术

超声引导下积水抽吸术是一种经输卵管造影证实为输卵管积水的患者在控制性超排卵过程中,在阴道超声引导下完成取卵后立刻抽取输卵管积液的做法。当超声可见输卵管积水时,此时液体量已经较大,在促排卵的后期积水会明显增加、输卵管膨胀明显,容易引起积水逆流入宫腔、输卵管扭转,从而对输卵管造成严重损害。因此,在吸取所有卵泡后即进行输卵管积水吸出术能最大限度地减少积水,并可以避免多次手术引起的感染,减少患者的诊疗费用。

超声引导下硬化术是一种利用98%无水乙醇治疗输卵管积水的方法:利用取卵针穿刺到输卵管积水部位,将积液抽净;然后使用庆大霉素注射液冲洗输卵管管腔;再用98%无水乙醇填充输卵管腔(量约为抽出积液量的一半),5~10 min后抽出无水乙醇。术后所有病人需要观察1 h并且连续口服抗生素3天,2周后复查超声评价硬化术的有效性。如果超声下未见输卵管积液或者积液量小于治疗前积液量的10%的话,即认为该方法有效。超声引导下硬化术的优点是可改善子宫动脉弓的血流,提高输卵管积水患者的IVF妊娠结局;不足之处主要是复发率高。但即便输卵管积水复发也不太会迅速产生大量积水影响胚胎的种植和妊娠,抽吸术/硬化术可以提供一个窗口期,在窗口期内,胚胎可以顺利种植并建立妊娠。因此,超声引导下积水抽吸/硬化术可以成为腹腔镜手术以外一种可供选择的方式。

第二节 输卵管介入栓塞术

一、概念

输卵管介入栓塞术(fallopian tube interventional embolization,FTE)目前主要用于IVF-ET前对输卵管积水进行预处理,目的在于阻止积水流入宫腔或形成宫腔积液,避免发生IVF-ET种植率及妊娠率降低、早期妊娠流产率升高的情况。

输卵管介入栓塞术的操作方法是:于排卵期进行,白带常规检查正常后,患者取截石位躺在数字减影血管造影机(digital subtraction angiography,DSA)平板上,行子宫输卵管造影,观察宫腔的形态及双侧输卵管的位置、形态、积水程度。在 X 线监视下,将引导导管通过宫颈及宫腔送至宫角部,再将微导管、微导丝伸入积水侧输卵管峡部,尽量将微导丝伸入输卵管壶腹部或伞部,如果输卵管积液量较大,利用微导管抽吸积水或微导丝争取使输卵管伞端开放,引导积水排入腹腔,再利用微导管将一个微栓装置送入输卵管的间质部及峡部,以此阻断输卵管腔内的通路。术后即行 HSG 观察栓塞效果。相对来说,输卵管介入栓塞术是一种更简单、方便、效果确切的方法。该方法在提高 IVE-ET 的胚胎种植率、临床妊娠率及降低流产率方面有以下几个优势:① 消除了输卵管积水对胚胎的冲刷作用;② 消除了输卵管积水对子宫内膜容受性的影响;③ 消除了输卵管积水对胚胎的毒性作用;④ 保护卵巢功能,使其血供不受影响;⑤ 降低了输卵管妊娠的概率。

二、适应证和禁忌证

(一) 适应证

① 输卵管积水拟行 IVF-ET 的患者(尤其是结核、腹腔粘连、不接受或不能耐受妇科手术者);② 一侧输卵管积水,栓塞后想通过另一侧输卵管自然受孕的患者;③ 防止输卵管妊娠(包括输卵管残端的栓塞)的患者;④ 永久避孕的人群。

(二) 禁忌证

① 生殖道炎症急性发作者;② 患有不可纠正的凝血功能障碍的人群;③ 发热人群;④ 患有严重的心脑血管疾病的人群;⑤ 活动期结核患者;⑥ 碘过敏者(可用 CO_2 造影)。

三、术前准备

(一) 患者及医师术前准备

(1) 手术时间:月经干净后 3~7 天,部分学者认为 5~8 天,过早易发生淋巴管静脉回流,过晚则损伤子宫内膜。

(2) 术前行白带分析检查,明确无急、慢性生殖道炎症。阴道分泌物检查包括:白带清洁度、念珠菌、滴虫、支原体、衣原体,正常是白带清洁度 1~2 度、念珠菌阴性、滴虫阴性、支原体阴性、衣原体阴性。

(3) 术前行 HSG 检查明确输卵管病变。

(4) 仔细询问病史,书写门诊或住院病历,告知患者并签署《输卵管介入栓塞告知同意书》。

(5) 可在检查前 30 min 给患者肌注阿托品 0.5 mg(不是必须,因为 SSG 和 FTE 不会因为输卵管痉挛影响诊断及疗效)。

(6) 手术医生常规手消毒。

(7) 手术医生穿铅衣,戴铅帽、铅围脖,必要时戴铅手套。

（1）建议在专业介入无菌手术室进行,普通的胃肠机造影室会增加感染风险。

（2）栓塞前器械准备:栓塞四件套（国产输卵管介入套件或COOK栓塞套件标准为粗导管5.5 Fr.×500 mm、微导管3 Fr.×650 mm、粗导丝10.668×900 mm、微导丝5.4864×900 mm）。

（3）栓塞及造影材料:常用的各种型号微弹簧圈（长度为10～60 mm,直径为2～6 mm）;生理盐水10 mL＋造影剂（碘海醇）10 mL;必要时使用利多卡因2 mL。

四、操作步骤及注意事项

（一）操作步骤

（1）患者取截石位,躺在数字减影血管造影机手术台上。

（2）碘伏消毒会阴部、铺巾,放置扩阴器,充分暴露宫颈。

（3）阴道及宫颈消毒,必要时行宫颈麻醉。

（4）将直径为0.216 inch的导丝插入6 Fr.导管内,透视下在导丝引导下将6 Fr.导管插至宫腔,先行HSG造影观察宫腔的形态及双侧输卵管的位置、形态、积水程度。在X线监视下,将导管插至宫角,再用微导丝引导将3 Fr.微导管送入输卵管峡部,SSG造影大致确定有效栓塞段长度及管径,并选择适合型号的微弹簧圈进行栓塞,栓塞结束后撤出微导丝及微导管,使用6 Fr.导管于宫角造影初步确认栓塞效果,若栓塞效果满意,则拔管、取出扩阴器,嘱咐术后注意事项。

（二）注意事项

1. 微弹簧圈放置的位置

微弹簧圈通常需要放置在间质部至壶腹部与峡部连接处之间的一段输卵管,弹簧圈放置后能起到阻止积水返流至宫腔的作用,被称之为有效栓塞段。有效栓塞段以远明显增粗和积水的输卵管,则称为无效栓塞段。但在有些病例需要在与有效栓塞段紧邻的增粗段输卵管处放置较大尺寸的微弹簧圈（成篮或框架技术）,以提高近端微弹簧圈的稳定性,防止其变形或向远端移位。

2. 微弹簧圈的选择

需要备好常用的各种型号微弹簧圈,根据具体情况选择合适长度及直径的微弹簧圈。常用微弹簧圈长度为10～60 mm,直径为2～6 mm,微弹簧表面附有人造纤维,可增加弹簧圈的稳定性及栓塞致密性。

3. 输卵管栓塞术的策略

"致密栓塞"是输卵管栓塞的基本原则。选择合适的微弹簧圈直接成圈或部分嵌插、并列,使弹簧圈与管壁之间的缝隙变小、甚至完全消失,通过"致密栓塞"增强机械栓堵的有效性。同时,致密栓塞时,弹簧圈表面的纤毛与输卵管壁贴得更紧密,可能会增加其对管壁的刺激增生作用,促使输卵管管腔进一步闭塞。另外,致密栓塞增加了弹簧圈的稳定性,降低弹簧圈向积水端移位的概率。在致密栓塞基础上,适当增加有效栓塞段长度,有利于提高栓塞的成功率。

虽然有的患者采用的是单枚弹簧圈栓塞,但以下两种情况也属于致密栓塞:① 其管腔较细及栓塞段足够长;② 弹簧圈变形完全阻塞管腔。

在此,笔者不建议进行非致密栓塞。虽然非致密栓塞对有的患者也能起到良好的栓塞效果,但成功率低于致密栓塞。而且,非致密栓塞放置的微弹簧圈更容易向积水端移位、更容易发生形变,从而导致栓塞失败。由于管腔未达到完全闭塞,造影复查时造影剂容易通过弹簧圈与输卵管壁间的缝隙进入积水端。在非致密栓塞后弹簧圈上的纤毛虽会刺激输卵管壁增生,但有时并不能达到管腔完全闭塞的程度。

4. 防止微弹簧圈部分或全部留置在宫腔内

有国外学者使用Essure节育器进行输卵管栓塞时发现,与不做任何干预治疗的女性相比,使用Essure节育器的患者有更高的胚胎移植后妊娠率,但与采用其他治疗方法(结扎、切除)的女性相比,使用Essure节育器的患者临床妊娠流产率更高,经分析后认为,可能与Essure节育器近端暴露于宫腔内引起妊娠内环境变化、甚至暴露在宫腔内的Essure节育器刺破羊膜囊相关。因此,在进行输卵管栓塞术时要保证微弹簧圈全部位于输卵管内。在栓塞过程中需要保持支撑导管口始终置于宫角处,以判断输卵管与宫腔交界的位置,接近宫角处置入微弹簧圈时要预估好其长度及直径,避免不能完全推入输卵管而部分释放在宫腔内,必要时可使用1 cm的短圈或剪圈后再推入微弹簧圈,若留置在宫腔内的微弹簧圈过长,则必须取出后再重新置入,以免造成IVF妊娠失败或流产。

五、栓塞效果评价

栓塞效果应采用子宫输卵管造影(HSG)精准评价,而不应过分依靠栓塞术后即刻造影,建议栓塞术后1个月行子宫输卵管造影,造影显示有渗漏者需根据具体情况补充栓塞或1～2个月后再次复查以保证栓塞的有效性。复查造影时需观察弹簧圈形态、位置以及弹簧圈以远输卵管是否显影。部分弹簧圈会发生移位、变形,通常会不同程度地向伞端移位几毫米甚至1 cm以上的距离。栓塞效果的评价标准有:

(1)成功。微弹簧圈输卵管以远不显影且微弹簧圈全部位于输卵管内(最好位置是间质部与峡部之间)。

(2)失败。① 微弹簧圈虽位于输卵管内,但造影剂可进入输卵管远端;② 微弹簧圈全部或近端部分留在宫腔近宫角处。

具体情况如图5-1～图5-5所示。

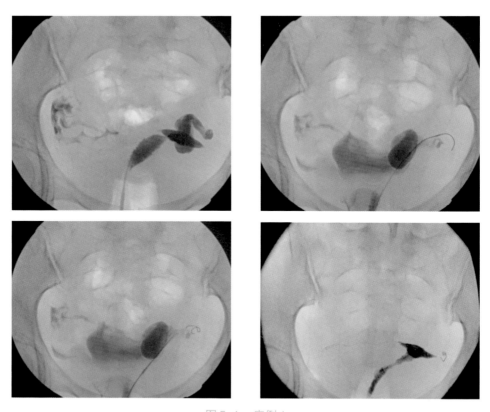

图 5-1　病例 1

患者 HSG 发现左侧输卵管积水,行左侧近端栓塞,1 个月后复查 HSG 提示栓塞效果良好。

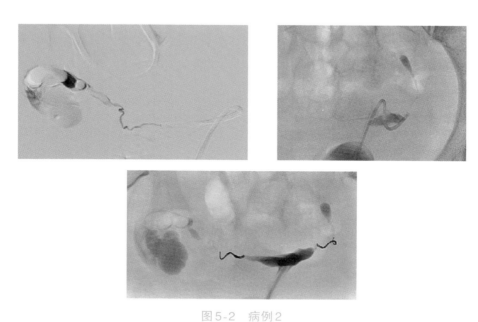

图 5-2　病例 2

患者 HSG 发现双侧输卵管积水,行致密栓塞,采用长度为 1~2 cm 的弹簧圈,
部分叠加增加致密性并尽量延长栓塞段长度。

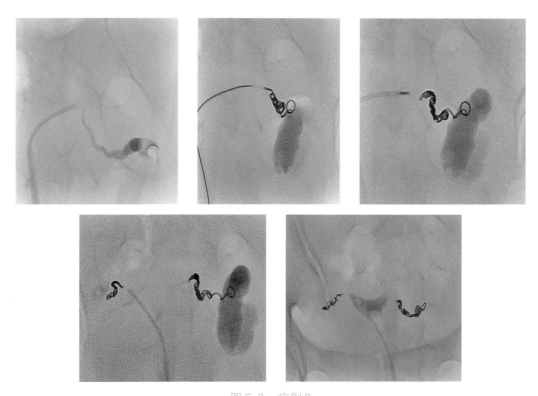

图 5-3　病例 3

　　患者 HSG 发现双侧输卵管积水,行致密栓塞,远端使用较大弹簧圈,
近端加强并联增加致密性,以保证栓塞段长度,同时又保证栓塞的致密性。

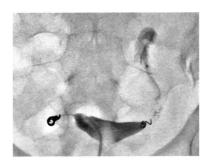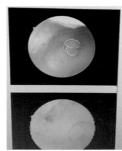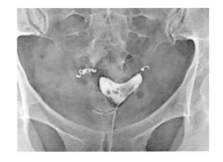

图 5-4　病例 4

　　患者栓塞术后 1 个月复查 HSG 发现左侧弹簧圈突出于宫腔内,
后被宫腔镜检查证实,补栓后效果良好。

（资料来源:沈阳东方菁华医院许薇提供）

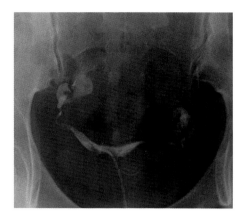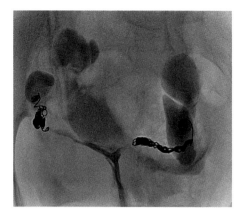

图5-5　病例5

HSG提示输卵管积水,且输卵管近端扩张特别明显,进行此类输卵管栓塞的
要点是既要保证栓塞段长度,又要保证栓塞的致密性。

六、并发症

(一)微导丝嵌顿或无法撤出

这种情况会偶尔出现在栓塞过程中,原因有:① 由于术者捻转微导丝导致其自身在管腔内或与输卵管同时形成"螺旋"或"麻花"状,需要反向将其解开;② 微导丝夹在微弹簧圈与输卵管管壁间,需将微导管尽量向远端推送,顶住微导管同时拉直并缓慢后撤微导丝。

(二)微导丝解体、微导管头端断裂

针对这种情况,手术医生尽量避免暴力操作。

(三)输卵管穿孔

(1)穿孔至浆膜下。造影表现为输卵管浆膜下少量对比剂渗入浆膜下形成"假憩室"或局限性、片絮状造影剂积聚影。

(2)穿孔至腹腔。可见微导丝离开输卵管走行区直接进入腹腔。尽量使用0.018 inch"软导丝"引导微导管进入输卵管远端以减少输卵管穿孔和输卵管黏膜层损伤,使用0.018 inch"硬导丝"推送微弹簧圈。发生穿孔时建议在经验技术允许的前提下尽量完成栓塞,如微导丝始终不能进入远端真腔则可选择在假腔内释放微弹簧圈,必要时择期再栓塞或改为输卵管切除或结扎手术。

(四)感染

术后可能会出现输卵管炎、急性阴道炎或盆腔炎的症状,即白带异常、腰腹部持续性疼痛、发热等。因此,术中应注意无菌操作,术前、术后常规使用抗生素预防感染。栓塞术中可

将80000 U庆大霉素与造影剂混合预防输卵管积水感染。一旦证实感染,尽早使用敏感的抗生素(根据药敏试验)进行保守治疗;若无效,就需要输卵管穿刺抽吸引流术或妇科手术。

(五)腹部胀痛不适

出院后的腹痛需要长期随访观察,可能与输卵管栓塞后积水量增加、张力增高相关,也可能是输卵管积水感染所致,需要鉴别诊断。首选保守治疗,严重影响生活质量且保守治疗效果不佳时可能需要行穿刺抽吸引流术或妇科手术切除输卵管。

七、术后管理

(一)术后医护人员的工作

(1)输卵管栓塞术后要及时书写报告。

(2)发报告时,嘱患者1个月后复查盆腔平片或HSG证实栓塞效果。

(3)将患者纳入随访序列。

(二)医嘱内容

(1)术后注意事项:术后禁同房2周;禁盆浴2周;术后可口服或肛塞抗生素3天,预防感染。

(2)术后腹痛常由宫颈、宫腔操作刺激引起,一般来讲,稍作休息即可,若腹痛较为严重,可予静卧吸氧。

(3)术后阴道少量流血是正常的,不超过月经量无需就医,需注意阴道清洁卫生工作,防止感染。

(4)部分患者术后出现月经周期紊乱,可能是由于内膜受损所致,无需特殊处理。

(5)嘱患者勿弯腰提重物,勿大声咳嗽,注意休息,少做重体力劳动。

八、输卵管栓塞的价值

(一)输卵管栓塞与其他输卵管积水处理方法的比较

输卵管介入栓塞术经自然管腔行手术治疗,手术费用低,不需全麻,时间短,并发症少且程度也较轻,手术过程中保护了输卵管-卵巢系膜内吻合弓,不会影响卵巢的血供和功能,控制性超排卵不受影响,且机械性地栓堵住输卵管腔,避免了输卵管妊娠的发生。

常见的输卵管积水处理方式有:输卵管伞端造口术及输卵管切除术。输卵管伞端造口术虽保护了血管,但处理后积水的复发率高,增加了输卵管妊娠风险。输卵管切除术对积水输卵管行根治性切除,最大限度地排除了积水对胚胎宫腔内着床的影响,但对血管造成了不可避免地损伤,对控制性超排卵打击较大。

（二）输卵管栓塞对预防输卵管残端妊娠的价值

输卵管妊娠手术或保守治疗后，专家们对妊娠率及重复移位妊娠风险的影响一直有争议。但随着IVF-ET的广泛应用，输卵管残端妊娠的发生率有增加趋势。因此，在IVF-ET术前该怎样处理患侧输卵管是生殖科及介入科医生所面临的一道难题。虽然目前尚未达成诊疗共识，但有益尝试在进行。利用介入栓塞技术将切除不彻底或结扎不彻底的较长的输卵管残端并进行弹簧圈栓堵。具体流程是：在HSG图像上测量输卵管残端的长度，根据其长度选择合适型号的微弹簧圈进行输卵管栓塞，栓塞时使弹簧圈近端位于输卵管间质部，距离宫角的位置小于10 mm，远端勿超过输卵管峡部，以规避弹簧圈回缩后移位风险。

知识拓展5-1

输卵管栓塞失败病例分享及原因分析

患者甲、乙，青年女性，均为继发性不孕就诊，诊断为"双侧输卵管远端积水"，先于妇科门诊手术室行双侧输卵管弹簧圈介入栓塞术，术后分别见左、右侧弹簧圈距离宫角部较近，但造影剂未达远端，认定为栓塞有效。后于生殖科拟行胚胎种植时，发现宫腔内异物，遂至妇科复查，发现左侧、右侧弹簧圈部分脱落至宫腔。X线透视下，利用刮宫棒将脱落至宫腔的部分弹簧圈勾住，并轻轻拉出，顺利取出脱落的弹簧圈。后于X线透视下，再次行弹簧圈栓塞术，1个月后复查见双侧弹簧圈在位（图5-6）。

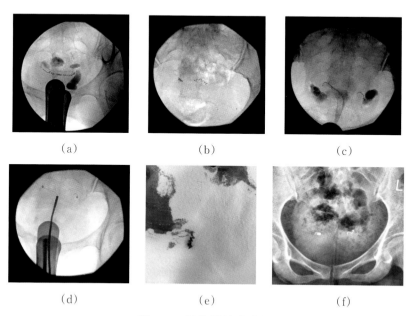

（a）	（b）	（c）
（d）	（e）	（f）

图5-6　输卵管栓塞案例

（a）（b）患者一栓塞后左侧弹簧圈部分脱落至宫腔；（c）～（f）患者二栓塞后右侧弹簧圈部分脱落至宫腔，并利用刮宫棒将弹簧圈轻轻拉出；取出脱落的弹簧圈；补栓塞1个月后复查，双侧弹簧圈在位

失败原因分析：

（1）栓塞弹簧圈直径或回缩后内径过大。由于输卵管峡部的内径小，以往的研究认为内径0.2～0.5 mm者占86.3%，因此使用0.018 inch微弹簧圈是恰当的，且最好使用呈喇叭口式回缩的弹簧圈（2～3 mm）。当弹簧圈直径过大时，难以顺畅进入峡部，而大部分位于间质部，甚至部分位于宫角处，栓塞效果不佳；而当弹簧圈回缩后内径过大时（3 mm），随着输卵管本身的蠕动，弹簧圈容易脱落至宫腔。亦有部分学者报道弹簧圈移位至输卵管壶腹部而失去栓塞作用。

（2）输卵管峡部狭窄。输卵管积水患者部分合并输卵管炎症，而输卵管炎症最常侵及的部分即是峡部及壶腹部，峡部出现炎性狭窄后，弹簧圈进入峡部受阻，弹簧圈太靠近宫角处，容易脱落。此种情况下，宜先用导丝将输卵管峡部疏通，再行栓塞术。

（3）操作者手法问题。操作者本身手法不熟练、输卵管各部分结构分辨不清，导致弹簧圈距离宫角过近，容易脱落。

（4）术后宣教不到位。术后早期应提示患者尽量避免举重物、剧烈运动或大声咳嗽，以免腹压骤然增高，导致弹簧圈脱落。了解并避免或解决上述问题，有助于提高输卵管弹簧圈栓塞的成功率。

参 考 文 献

[1] 陈明高,王丽华,张炎,等.输卵管积水不同处理方式对体外受精-胚胎移植结局的影响[J].介入放射学杂志,2018,27(12):1173-1176.

[2] 李强.子宫腔内置节育器者行输卵管栓塞术[J].中国医学计算机成像杂志,2017,23(5):457-459.

[3] 王添平,颜志平,张国福.输卵管介入栓塞术在预防输卵管残端妊娠中的应用[J].介入放射学杂志,2018,27(2):147-150.

[4] 常建疆,徐文健.在IVF-ET之前使用真丝线段行输卵管栓塞术的临床意义[J].世界最新医学信息文摘,2017,17(90):6-7.

[5] 袁冬存,李兵.输卵管栓塞后弹簧圈脱落2例[J].介入放射学杂志,2018,27(12):1132-1133.

[6] 洪鑫,丁文彬,袁瑞凡,等.介入栓塞术治疗输卵管积水的效果[J].中国医学影像学杂志,2017,25(8):602-604.

[7] 曾庆红,王毅堂.介入治疗输卵管积水所致不孕的临床效果[J].中华介入放射学电子杂志,2019,7(3):231-233.

[8] 李强,匡延平,傅永伦,等.输卵管积水的栓塞治疗[J].介入放射学杂志,2008(10):722-724.

中国医科大学附属盛京医院　　　　　　孙　巍
安徽医科大学附属妇幼保健院　　　　　李　兵
　　　　　　　　　　　　　　　　　　袁冬存
武汉市第三医院　　　　　　　　　　　谭一清

第六章
输卵管妊娠介入治疗

输卵管妊娠(tubal ectopic pregnancy)是异位妊娠(ectopic pregnancy,EP)的一种,EP在早孕期妇女中的发生率为2%～3%,其中90%以上为输卵管妊娠。在输卵管妊娠中,又以壶腹部妊娠多见,发生率为50%～70%,峡部妊娠发生率为10%～15%,伞部妊娠发生率为5%～10%,间质部妊娠少见,发生率为2%～5%。受精卵在输卵管内种植后,输卵管壁出现蜕膜反应,滋养层可进入输卵管肌层,妊娠囊继续生长,绒毛浸润输卵管壁,发生变性、坏死、穿透等改变,引发输卵管形态学及功能损伤。EP是一种常见的妇科急腹症,需及时处理。若妊娠囊破裂引起腹腔出血往往情况相当危险。

一、临床表现

(一)高危因素

既往有异位妊娠病史、输卵管损伤或手术史、盆腔炎性疾病、辅助生殖技术助孕等人群容易出现高危风险。既往有异位妊娠病史的女性复发风险增加,如有过1次异位妊娠病史者,其重复异位妊娠概率约为10%;有过2次以上异位妊娠病史者,其再发的风险增加至25%以上。

(二)症状、体征

输卵管妊娠的临床症状、体征表现缺乏特异性。常见症状有:停经、腹痛、阴道流血。其他症状有:乳房胀痛、胃肠道症状、头晕、晕厥、肩部放射痛、泌尿系统症状、阴道组织物排出、肛门坠胀感及排便疼痛等。常见体征有:盆腔压痛、附件区压痛、腹部压痛、宫颈举痛。其他体征有:面色苍白、腹胀、子宫增大、体位性低血压、休克、心动过速(大于100次/min)或低血压(小于100/60 mmHg)。

二、诊断标准

(一)超声诊断

经阴道超声提示附件区可见含有卵黄囊和(或)胚芽的宫外孕囊,可明确诊断异位妊娠(图6-1)。

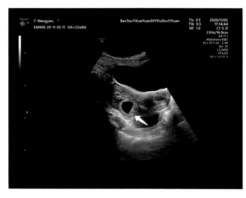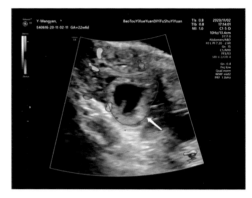

图6-1　异位妊娠超声图像(箭头所指为孕囊)

若阴道超声检查发现附件区独立于卵巢的肿块或包含低回声的肿块,应高度怀疑为异位妊娠,其诊断异位妊娠的敏感度为87%~99%,特异度为94%~99.9%。超声检查发现,宫腔内囊性结构提示宫内妊娠,但也有可能为"假孕囊"(宫腔积液或积血),约20%的异位妊娠患者超声检查可见"假孕囊"。临床上很难区分"假孕囊"与早期宫内妊娠囊。当患者妊娠试验阳性、宫腔内见无回声囊性结构、附件区未见包块,则确诊为异位妊娠的概率为0.02%,宫内妊娠的概率为99.98%。8%~31%的早孕女性在初次超声检查时不能确定妊娠部位,归类为未知部位妊娠。

(二)血清人绒毛膜促性腺激素测定

单一的血清人绒毛膜促性腺激素(human chorionic gonadotropin,hCG)浓度测定无法判断妊娠活性与部位,应结合患者的病史、临床表现和超声检查以协助诊断异位妊娠。联合血清hCG超声阈值(1500 U/L)和子宫内膜厚度(10 mm)作为鉴别异位妊娠和宫内妊娠的诊断界值,对异位妊娠具有较高的诊断价值。

如果临床检查结果提示为异常妊娠,推荐在第一次血清hCG测定后间隔48 h(不少于48 h)重复血清hCG测定。后续的血清hCG测定根据血清hCG变化曲线需相隔2~7天监测1次。正常宫内妊娠的血清hCG间隔48 h最低增幅取决于其初始血清hCG值。当正常宫内妊娠者初次检测的血清hCG值较高时,其血清hCG增长幅度较低。初始血清hCG值低于1500 U/L时,血清hCG水平最低增幅为49%;处于1500~3000 U/L时的增幅为40%;超过3000 U/L时的增幅为33%。若早期妊娠中血清hCG水平间隔48 h上升幅度低于最低增幅,则应高度怀疑异常妊娠(异位妊娠或早期妊娠流产),99％的正常宫内妊娠其血清hCG上升快于最低增幅。可疑异位妊娠患者其血清hCG值呈下降趋势,需要随访血清hCG直至非孕水平,在血清hCG值下降过程中或血清hCG值水平极低时,亦可发生输卵管妊娠破裂。

三、治疗方案

(一)期待治疗

此治疗方案适合近1/3的输卵管妊娠患者。期待治疗纳入标准:无腹痛或合并轻微腹痛的病情稳定患者,超声未提示有明显的腹腔内出血,输卵管妊娠肿块平均直径不超过30 mm且没有心管搏动,血清hCG值为1000～2000 U/L,患者知情同意。所有患者随访血清hCG至非孕状态。根据病情,随访血清hCG值,时间间隔为2～7天。若随访期间患者出现明显腹痛,血清hCG值持续上升或血清hCG值大于2000 U/L,则需进一步治疗。病例选择合适的情况下,期待治疗成功率达57％～100％。期待治疗成功率与血清hCG值成反比,初始血清hCG值越高其成功率越低。血清hCG值呈下降趋势是期待成功的预测指标。输卵管妊娠患者期待治疗后的自然宫内妊娠率为65％～89％。

(二)药物治疗

甲氨蝶呤(MTX)最常用,适用于病情稳定患者,治疗前需排除正常宫内妊娠,避免用于血清肌酐、肝转氨酶显著升高以及骨髓抑制(严重贫血、白细胞减少、血小板减少)的患者。

MTX治疗的适应证:生命体征平稳;低血清hCG水平(理想者低于1500 U/L,最高可至5000 U/L);输卵管妊娠未破裂;无明显腹腔内出血;输卵管肿块小于35～40 mm、未见心管搏动;具备随访条件。

MTX最佳治疗方案目前没有达成共识,其治疗成功性可能取决于使用的MTX治疗方案和患者治疗初的血清hCG水平。根据文献报道,目前有三种方案:单剂量方案、二次剂量方案及多剂量方案。通过MTX治愈而无需手术,成功率为70％～95％。在治疗时需连续监测血清hCG水平直至正常非孕水平,一般时间需要2～4周,最长可至8周。

MTX的常见副反应有:胃肠道反应(肠胀气、恶心呕吐、口腔炎)、肝酶暂时轻度升高(一般与治疗时间与剂量有关)。值得注意的是,接受MTX治疗的患者需要提前被告知输卵管妊娠破裂的风险以及MTX具有潜在的导致宫内胎儿死亡或畸形风险。建议患者在MTX治疗期间避免服用有降低药效的含叶酸成分的保健品、食品和非甾体抗炎药。建议患者在接受最后一次剂量MTX治疗后,至少3个月后再妊娠。MTX治疗不会对患者的后续生育结局或卵巢储备功能产生不良影响。MTX也常与米非司酮合用,口服米非司酮可与输卵管黏膜组织中的孕激素受体结合,使绒毛及蜕膜变性坏死,提高疗效。有研究指出,联合中药,如丹参、赤芍、莪术、天花粉、桃仁等,可起到杀胚、活血化瘀作用,可加速妊娠组织坏死吸收,促使包块体积缩小。

(三)手术治疗

手术适应证:生命体征不稳定,输卵管妊娠破裂的症状(盆腔疼痛、腹腔内出血),也适用于临床病情稳定的患者。腹腔镜手术是手术治疗的"金标准",一般采用腹腔镜输卵管切除术(切除部分或全部受影响的输卵管)或腹腔镜输卵管切开取胚术(移除异位妊娠灶,保留输卵管)。

腹腔镜输卵管切除术成功率高于药物治疗,可缩短随访时间、减少复诊和抽血化验的次数。有研究指出,保留输卵管手术与MTX治疗相比,二者在治疗后的输卵管通畅率、重复异位妊娠和后续自然妊娠率方面均无差异,对于另一侧输卵管正常的输卵管妊娠患者而言,输卵管切开取胚术和输卵管切除术的后续自然妊娠率、重复异位妊娠率无统计学差异,持续性异位妊娠在输卵管切开取胚术后的发生率反而更高。在输卵管损伤严重、手术部位有明显出血的情况下,输卵管切除术是首选手术方法。有生育要求的患者如果对侧输卵管正常,也可以考虑行输卵管切除术。既往有异位妊娠史、一侧输卵管损伤、腹部手术史、盆腔炎性疾病史的患者行输卵管切开取胚术,其术后自然妊娠率高于行输卵管切除术者。故对于另一侧输卵管有损伤的有生育要求的患者而言,可考虑行输卵管切开取胚术,若切除输卵管则需要行辅助生殖技术受孕。

四、介入治疗的应用

介入治疗输卵管妊娠于20世纪90年代末在国内始见报道。目前输卵管妊娠的介入治疗方法主要有:① 输卵管插管药物灌注;② 经皮子宫动脉灌注栓塞。

(一)介入治疗的适应证及禁忌证

1. 输卵管插管药物灌注的适应证与禁忌证

(1)李强等认为适应证有:① 输卵管妊娠未破裂,生命体征稳定,盆腔内无明显出血;② 经B超检查附件混合性包块小于或等于5 cm,盆腔液性暗区小于3 cm,未见明显胚芽搏动;③ 血β-hCG值小于5000 IU/L,肝肾功能正常,血常规正常;④ 碘过敏实验阴性。

(2)禁忌证:① 超声提示附件包块直径大于6 cm或提示胎心搏动,为绝对禁忌;② 出现明显症状或妊娠囊破裂出血休克;③ 血清hCG水平大于10000 IU/L;严重肝肾或凝血功能障碍。

2. 经皮子宫动脉灌注栓塞的适应证与禁忌证

(1)陈春林等认为适应证为:① 接受介入治疗;② 停经时间小于70天;③ 未破裂型输卵管妊娠;④ 破裂型或流产型输卵管妊娠,有腹腔出血,但生命体征稳定;⑤ WBC大于3.5×10^9/L;hCG小于30000 IU/L;⑥ 超声提示包块直径小于8 cm,未出现胎心搏动。

（2）禁忌证：① 凝血功能障碍；② 严重肝、肾功能不全；③ 碘过敏；④ 大量腹腔内出血伴失血性休克。

（二）输卵管妊娠的介入治疗

徐文健等研究认为盆腔包块径线大于或等于 5 cm 时，治愈率大为下降，而血清 hCG 值和盆腔积液情况对治愈率影响较小，其原因可能是当盆腔包块径线大于或等于 5 cm 时，滋养叶细胞已大量侵入甚至穿透输卵管的肌层组织，使病变处输卵管壁变得更加菲薄，局部血管经药物灌注和栓塞后组织水肿和细胞间张力的增加，使病变处极易破裂而导致治疗失败。故盆腔包块径线大于或等于 5 cm 且患者强烈要求介入治疗时，必须向患者陈述介入治疗的利弊，术中栓塞彻底，术后密切复查。

1. 输卵管妊娠介入治疗的方法选择

关于输卵管妊娠的介入治疗，葛春晓等于 1996 年指出，在宫腔镜下输卵管插管注入 MTX 治疗输卵管妊娠的方法获得成功；20 世纪 90 年代末～21 世纪初，啜振华、孙笑波、胡毅、李强等陆续指出，在 X 线下进行输卵管插管介入术治疗输卵管妊娠，成功率为 89.23%～100%。其优点在于简便易行、安全有效、费用较低、无创伤且可重复性治疗，易于普及推广。但有少部分患者在治疗过程中因妊娠囊破裂、流产导致腹腔内出血，仍需手术治疗。

1997 年，笪坚等在国内首次报道子宫动脉栓塞介入治疗输卵管妊娠获得成功的消息，且其后续研究显示临床治愈率达 97.14%。姚群立等对 22 例患者行子宫动脉栓塞术，总杀胚率为 100%；倪才方等对 42 例患者行子宫动脉栓塞术，治愈率为 90.5%；徐文健等对 51 例患者行子宫动脉栓塞术，治愈率为 94.1%，其认为盆腔包块径线大于或等于 5 cm 时，治愈率大为下降，但有 1 例血清 hCG 值高达 63000 IU/L 的患者成功接受介入治疗，表明子宫动脉栓塞方法突破了以往传统保守治疗方法的适应证的界限。

子宫动脉栓塞治疗输卵管妊娠的优点在于：① 提高疗效，可直接通过子宫动脉灌注药物进入供血血管内，加速胚胎组织缺血、坏死；② 治疗时可止血，在输卵管妊娠破裂时可迅速栓塞子宫动脉止血，一定程度上扩大了保守治疗的适用范围。

其局限性有：① 费用较高，对技术、设备要求较高，不利于在基层医院开展；② 部分特殊部位，如伞部妊娠效果欠佳，可能与卵巢动脉或其他分支动脉供血有关。

2. 输卵管插管药物灌注器械及药物准备

器械与药物准备：造影或输卵管介入手术包一个、输卵管导管、微导管及微导丝、非离子型造影剂（碘海醇）、MTX 等。

1）手术过程

常规消毒后行 HSG，观察输卵管妊娠孕囊部位。行选择性输卵管插管，导管插入患侧输卵管开口处，采用微导管及 0.018 inch 微导丝插入患侧输卵管内至孕囊处，此时会有较大的阻力,稍用力将导丝推进,导丝可通过阻力区,有突破感时,再将导管顺导丝推进1～2 cm,这时导管导丝前端正好留在相当于孕囊处。退出0.018 inch导丝,顺微导管注入300 mgI/mL碘海醇5 mL,碘海醇内含溶解的MTX 40 mg,在透视下可见含MTX的碘海醇进入孕囊内,有时可见部分溶液顺输卵管流入腹腔。术后严密观察生命体征。

2）造影表现

输卵管妊娠术前造影表现:陈春林指出,多数病例表现为患侧输卵管局部增粗、膨大,见充盈缺损,边缘光滑圆形、卵圆形或不规则形;部分病例无充盈缺损,见造影剂流向盆腔,是输卵管破裂征象。孙笑波等指出,可表现为局部显影中断,导丝刺破孕囊壁后孕囊显影,其内造影剂滞留。

术后造影表现:详见第三章第四节中关于"输卵管妊娠行保守治疗后HSG表现"的相关内容。

3）效果观察及注意事项

（1）效果观察。

术后需观察患者生命体征,及时复查hCG值,复查超声,了解异位妊娠灶坏死情况。疗效评定标准:① 治愈:血hCG降至正常,输卵管包块消失或缩小50%,月经恢复;② 有效:血hCG下降但未达正常水平,输卵管包块无变化,月经恢复;③ 无效:血hCG下降后又上升,或持续上升,输卵管包块增大需手术治疗。

在进行输卵管插管药物灌注治疗输卵管妊娠时,导丝能直接穿刺到孕囊内,起到类似多胎妊娠直接穿刺减胎术的作用。注入含MTX的药液后,由于液体压力的机械作用,药液能有效地渗入输卵管壁和滋养层之间,促进滋养层的剥离,细胞坏死和胚胎死亡,并且在透视下可观察到药物的流向。

啜振华等对10例输卵管妊娠患者进行输卵管插管介入治疗,其中1例患者在二次介入手术后行切除术,其余9例hCG值于治疗后5～17天转至正常。胡毅等对114例患者用此方法进行治疗,其中治愈患数为113例,治愈率达99.2%。他认为在药物剂量方面,注入MTX 40 mg的患者,术后血β-hCG下降不明显,需辅助肌肉注射;注入100 mg的患者则不良反应明显;其余注射70 mg的患者血β-hCG降低情况良好,不良反应轻,因此认为注入70 mg MTX是最佳剂量。李强等对65例患者进行治疗,治愈率为89.23%。

（2）注意事项。

① 微导丝是否插入孕囊处。孙笑波等认为,刺破孕囊行囊内MTX灌注与单纯患侧输卵管插管行MTX灌注的疗效基本相同,故不必强调必须刺破孕囊壁。

② MTX用量。MTX属于叶酸还原酶的抑制剂,可抑制滋养叶细胞增生,破坏绒毛结构,使胚胎组织坏死、液化而被机体吸收。MTX治疗的安全性已通过大剂量治疗滋养细胞肿瘤而得以证实,且不诱发其他肿瘤,亦不增加之后的妊娠流产率和畸胎率,对娩出婴儿智

力和体格发育均无不良影响且远期也无不良后果。综合20年来的研究,输卵管插管MTX用量为25～75 mg,子宫动脉栓塞灌注MTX用量为75～100 mg。徐文健等按照血清hCG值进行分类,对小于10000 IU/L患者的灌注量为80 mg,对10000～30000 IU/L患者的灌注量为100 mg,对大于30000 IU/L患者的灌注量为120 mg,均取得良好效果。

③ 是否联用其他药物。进行输卵管插管药物灌注时,可联用一些中药制剂,也可辅助肌肉注射或口服药物如米非司酮等。米非司酮是一种类固醇抗孕激素制剂,是新型孕酮拮抗剂,具有抗孕激素及抗糖皮质激素作用。同时米非司酮通过调节凋亡基因促进早孕绒毛合体滋养细胞、蜕膜间质及腺上皮细胞凋亡,通过改变蜕膜组织局部辅助T淋巴细胞和自然杀伤NK细胞的表达,使炎性细胞因子分泌增多导致免疫微环境破坏而引发胚胎死亡。米非司酮与甲氨蝶呤联合治疗异位妊娠的方法普遍应用。研究表明,两种药物配合运用,作用迅速可靠,较单独应用甲氨蝶呤的有效率明显提高,值得推广。

④ 常见并发症。常见并发症有:输卵管穿孔、白细胞一过性下降、呕吐、便秘、腹痛等,一般可自行恢复。

3. 经皮子宫动脉灌注栓塞

1) 器械及药物准备

① 穿刺针、5F导管鞘、5F-Cobra导管、0.035 inch导丝;② 造影剂(碘海醇或碘克沙醇)、肝素钠、MTX;③ 栓塞剂:明胶海绵(Gelfoam,GF)颗粒或新鲜手剪明胶海绵。

2) 手术过程

常规股动脉或上肢桡动脉穿刺置导管鞘;导管超选择进入子宫动脉内后先作造影(图6-2(a)),分型后以不同剂量MTX经生理盐水稀释后缓慢灌注。灌注完予以明胶海绵颗粒或新鲜手剪明胶海绵条栓塞子宫动脉,透视下见造影剂在子宫动脉分支不显影(图6-2(b)),保留子宫动脉主干,或见子宫动脉内造影剂留滞后停止栓塞。拔出导管及导管鞘,穿刺点加压包扎。

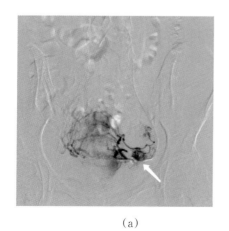 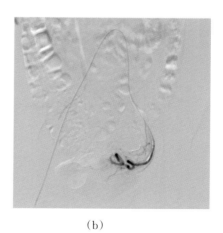

(a)　　　　　　　　　　　　　　(b)

图6-2　(a)造影后可见孕囊显影(白色箭头所指);(b)栓塞后造影孕囊不显影

3）造影表现

子宫动脉输卵管支是输卵管妊娠时主要供血血管，一般可见到子宫动脉输卵管支明显增粗迂曲，毛细血管染色。陈春林等认为，子宫动脉输卵管DSA血管影像表现有两种：Ⅰ型，子宫动脉输卵管支增粗迂曲，宫旁输卵管区域见小片状绒毛血管染色，形态不规则，边缘不整齐，染色大致均匀；Ⅱ型（约占98%），子宫动脉输卵管支增粗、迂曲，见输卵管支发出细小动脉为孕囊供血，呈类圆形血管染色，染色不均匀，典型者见小血管包绕。

倪才方、姚群立等人认为，子宫动脉输卵管DSA血管影像还有一种类型，即无阳性征象，并列为Ⅰ型。上述Ⅰ型、Ⅱ型相应调整为Ⅱ型、Ⅲ型，并发现Ⅰ型占18.18%～25.8%，Ⅱ型占29.4%～36.36%，Ⅲ型占44.8%～45.45%，与陈春林等的研究有差异。推测其原因，可能与卵巢动脉或其他盆腔动脉供血有关，至于各造影血管表现类型的介入治愈率是否有差异，未见报道。

若发生妊娠囊破裂出血，可见造影剂外溢征象。

4）效果观察及相关注意事项

（1）术后处理及监测内容。主要包括：

① 行股动脉穿刺需穿刺点加压包扎，平卧6 h，限制下肢活动，也可使用血管缝合器。

② 术后补液，促进MTX及造影剂排泄。

③ 观察生命体征：血压、脉搏及穿刺点渗血情况、足背动脉搏动情况。

④ 注意观察患者症状、体征变化，注意有无腹痛、阴道流血等。

⑤ 隔天复查hCG值，术后3天复查超声，以后1～2周复查一次，对于hCG水平进行性升高、超声见有胎心搏动、包块增大，产生持续性剧烈腹痛者，应警惕孕囊破裂出血的危险，而改行手术或腹腔镜治疗。

⑥ 月经恢复正常或术后6个月，月经干净后3～7天，行子宫输卵管造影（HSG），了解输卵管通畅度及形态。

（2）疗效指标。主要包括：

① 隔日测定血hCG值直至恢复正常。

② 超声检查输卵管包块变化。

③ 观察腹痛及月经恢复时间。

（3）评判标准。主要包括：

① 治愈：临床症状消失，血hCG值降至正常值以下，超声检查附件包块缩小或消失，月经恢复正常。

② 无效：临床症状未消失或加重，血hCG值未降至正常或持续高于正常，超声检查包块增大。

参 考 文 献

[1] 王玉东,陆琦.输卵管妊娠诊治的中国专家共识[J].中国实用妇科与产科杂志,2019,35(7):780-787.

[2] 周新艳,薛金萍,周源.不同给药方案治疗输卵管妊娠的疗效观察[J].宁夏医科大学学报,2018,40(12):1448-1449.

[3] 啜振华,刘荣欣,苑静波,等.输卵管妊娠的介入治疗[J].介入放射学杂志,1997(2):82-84.

[4] 啜振华,刘荣欣,杨雪春,等.自行改制输液导管在输卵管妊娠药物介入治疗中的应用[J].中华妇产科杂志,1998(5):3-5.

[5] 笪坚,柯要军,姜陵,等.输卵管妊娠的介入治疗[J].放射学实践,1998(4):3-5.

[6] 李强.输卵管妊娠的非血管介入治疗[J].放射学实践,1999(4):253-255.

[7] 单鸿,马壮,姜在波,等.未破裂期输卵管妊娠的介入治疗[J].中华放射学杂志,2000(2):5-7.

[8] 关守海,姜在波,单鸿,等.输卵管妊娠两种介入治疗方法的比较[J].中国医学影像技术,2000(12):1088-1090.

[9] 王毅堂,孙笑波,徐小军,等.经子宫输卵管插管治疗输卵管妊娠[J].影像诊断与介入放射学,2002(4):219-220.

[10] 胡毅,熊麟辉,杜品清,等.输卵管插管介入治疗输卵管妊娠[J].介入放射学杂志,2004(5):436-437.

[11] 姚群立,李蔚心,刘一之,等.血管内介入治疗未破裂型输卵管妊娠后输卵管通畅情况分析[J].介入放射学杂志,2005(4):414-415.

[12] 姚群立,李蔚心,高士芬,等.血管内介入治疗未破裂型输卵管妊娠的临床应用[J].放射学实践,2006(3):290-292.

[13] 姚群立,李蔚心,高士芬,等.未破裂型输卵管妊娠介入治疗与单纯药物治疗的临床对比分析[J].实用放射学杂志,2006(3):326-330.

[14] 陈春林,刘萍.放射性介入治疗在异位妊娠中的应用[J].实用妇产科杂志,2006(4):200-202.

[15] 孙笑波,王毅堂,徐小军,等.经子宫输卵管插管治疗输卵管妊娠[J].中国妇幼保健,2006(21):3015-3016.

[16] 倪才方,邹建伟,赵辉,等.经子宫动脉灌注和栓塞治疗输卵管妊娠[J].介入放射学杂志,2006(5):264-266.

[17] 谭笑梅,徐文健,邵振堂,等.异位妊娠三种保守治疗方法的临床研究[J].现代妇产科进展,2007(12):931-933.

[18] 徐文健,倪才方,谭笑梅.输卵管妊娠灌注栓塞治疗适应证探讨[J].介入放射学杂志, 2007(1):17-20.

[19] 陈龙,耿鹂姝,寿坚,等.子宫动脉栓塞术治疗输卵管妊娠68例分析[J].中国实用妇科 与产科杂志,2009,25(6):453-455.

[20] GARBIN O,DE TAYRAC R,DE PONCHEVILLE L,et al. Medical treatment of ectopic pregnancy:a randomized clinical trial comparing metotrexate-mifepristone and methotrexate-placebo[J].J Gynecol Obstet BiolReprod (Paris),2004,33(5):391-400.

[21] 宋华东,陈士岭,何锦霞,等. 氨甲蝶呤联合米非司酮治疗异位妊娠的Meta分析[J]. 南方医科大学学报,2006,26(12):1815-1817.

[22] 马英兰,罗海霞.子宫动脉灌注和栓塞联合米非司酮治疗输卵管妊娠22例疗效分析[J]. 实用妇产科杂志,2012,28(12):1077-1079.

[23] 陈春林,刘萍.妇产科介入治疗学[M].北京:人民卫生出版社,2003.

[24] 张磊,穆永旭,闫瑞强,等.经子宫动脉化疗栓塞治疗异位妊娠35例观察[J].中华介入 放射学电子杂志,2015,3(4):199-200.

内蒙古科技大学包头医学院第一附属医院　穆永旭

闫瑞强

安徽医科大学附属妇幼保健院　　　　　　李　兵

袁冬存

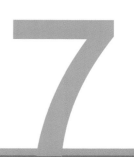

第七章
介入护理及相关并发症处理

第一节 介 入 护 理

一、介入护理相关知识介绍

介入护理包括介入治疗疾病及症状护理、介入治疗前准备及术后观察和护理、介入术中台上及台下护理、术后康复指导。除一般基础护理知识以外,介入护理人员还应掌握心理护理、介入专业知识、预防医学及康复知识,甚至是病房及手术室管理。

(一)手术室管理

手术室设计应符合辐射防护、院感控制原则(三通道),室内设有数字减影血管造影机、介入手术床、导管柜、除颤仪、无影灯、输液架、污物桶、时钟、对讲系统、温湿度计、心电监护、麻醉机、呼吸机等。保证室内温度维持在20～24℃,湿度维持在50％～60％。

进行输卵管介入手术操作的手术室内还应配备压力泵、观片灯、臭氧仪、中心供氧或氧气瓶等。

1.手术室内设备、仪器管理

(1)建立设备档案,把设备资料输入计算机进行管理。

(2)随机资料,如机器说明书、操作手册、维修说明等,应分类整理保存于资料室,方便查找。

(3)专人保管,定期检查、保养、维修。

(4)建立使用登记制度,将每日设备使用情况登记保存。

(5)根据设备情况采用合理消毒灭菌办法,并有效防潮、防震、防热、防尘及防腐蚀。

(6)配备UPS,防止手术时意外断电导致设备损坏。

2. 手术室感染控制

1）制度建设

（1）制定手术室工作制度、无菌操作规范及消毒隔离规范、一次性医疗用品使用管理制度、医疗废弃物处理规定等院感制度。

（2）成立科室院感质控小组，明确责任分工；对医院院感科监控、检查发现的问题及时整改，并定期举办院感培训、演练。

（3）积极参加院感培训，熟悉各项院感措施并定期组织人员参加考核。

2）手卫生及术前洗手

手术医生在行手术操作手消毒前必须按"七步洗手法"洗手。

3）手术器械及物品消毒、灭菌

重复使用的器械、物品使用后应先清洁再行消毒灭菌，输卵管介入手术时常用的手术包由中心供应室消毒灭菌后统一提供，使用后应清洗打包后返送供应室。一次性耗材、物品，如针筒、造影管、介入治疗导管、导丝，使用前应检查保质期，如遇外包装破损切勿使用，使用后应按医疗废物处理，切勿私自处理或与生活垃圾混同处理。

4）设备消毒

一般采用合适的消毒剂擦拭或紫外线近距离照射，擦拭时注意精密元器件，防止短路等意外情况发生，遇到患者血液、体液污染时应先去除污染物，再清洁消毒。

5）地面、室内普通物品及清洁用品消毒

地面及室内物品表面应保持清洁，遭遇污染时及时清洁、消毒；擦拭物品、设备的毛巾与擦拭地面的毛巾应分开使用，注意分别水洗、消毒、烘干，取出备用。

（二）手术器械、耗材及药品管理

1. 建立介入耗材及药品使用管理信息系统

2. 设置专门存放耗材、药品的储藏柜

导管导丝、造影管、栓塞弹簧圈等应按失效期先后放入导管柜，一般是垂直吊挂，不能吊挂时应平放，并注意避免重物压叠，不要蜷曲或折叠。注意室内及柜内防潮、防鼠虫啃噬。器械包也应放在柜内，保持清洁、通风、干燥。

3. 药品管理

(1)建立药品管理制度，指定专人管理药品。

(2)手术室应设立药品室、药品柜及抢救车。

(3)造影剂避光保存，化疗药物等特殊药品要分开放置并贴上标签。

(4)麻醉药、贵重药品要建立严格的领取、交接制度，麻醉药、剧毒药物的使用要有使用登记本，由护士长及负责护士共同管理。

(5)每周检查药品柜及抢救车内药品，保证不出现过期药品。

（6）给药时严格执行"三查五对"要求：备药时查、给药时查、给药后再查，对药名、剂量、浓度、用法及失效期。

（三）病房管理

输卵管造影及简单的介入治疗一般为门诊治疗，可设置日间病房及术后留观室，房间内需有生命体征监护及吸氧设备、输液架及抢救车，方便术后观察及处理突发情况。根据女性患者心理特点，可多用一些暖色调装饰，缓解患者紧张心理。

二、术前护理

（一）术前对患者的护理

（1）输卵管造影及介入手术时，患者为清醒状态，术前做好沟通解释工作，减轻患者紧张情绪。

（2）建议患者术前可少量进食，不宜空腹造影或手术，可安排患者术前排空大小便。

（3）术前30 min给患者肌注阿托品0.5 mg或口服阿托品片剂，防止输卵管痉挛，降低HSG假阳性率。

（二）术前准备工作

（1）术前预备好造影或介入手术所需器械、耗材及药品，预备好抢救物品。

（2）查对检查手术患者姓名、性别、年龄及门诊、住院、检查号，并输入检查设备计算机的检查列表中。

（3）协助手术医生打开无影灯、臭氧仪、观片灯。

（4）指导患者平卧于介入手术床，取截石位；术前言语安慰患者，指导患者呼气憋气练习，指导紧张患者深呼吸，可根据情况适当低流量吸氧。

三、术中护理

（一）跟台护理

（1）必要时可穿着铅防护用品跟台，递送器械、手术耗材及药品。

（2）主动询问患者感受，进行言语鼓励及安慰，进行输卵管手术时，对于极度紧张或由于各种原因不能配合的患者，可安排同性家属陪同。

（3）密切观察患者反应，监测患者生命体征。

（二）护理记录

（1）登记患者信息、手术医护人员姓名、手术名称，以备查阅。

（2）详细登记术前安全核查表、护理记录单，特别是手术时间、X线透视时间、辐射剂量、术中患者生命体征及用药情况等。

（3）登记手术耗材使用，将耗材标签贴在耗材单背面。

（4）记录术中特殊情况，如抢救过程。

四、术后护理

（一）术后常规护理

（1）由于介入手术床距离地面尚有一定高度，术后注意协助患者下床、安全过度到术后留观区。

（2）对于输卵管介入诊疗患者，术后应护送至观察室进行半小时医学观察。

（3）术后指导患者禁性生活2周，禁盆浴，注意清淡饮食，术后常规预防性使用口服抗生素3天，嘱患者不适随诊。

（二）患者随访及满意度调查

（1）将术后患者纳入随访对象，告知其咨询方式。

（2）开展术后患者满意度调查，了解患者诉求及诊疗工作不足之处。

五、优质护理管理

"优质护理服务示范工程"活动要求将"以病人为中心"的护理理念和人文关怀融入对患者的护理服务中，在提供基础护理服务和专业技术服务的同时，加强与患者的沟通交流，多进行心理护理，为患者提供人性化护理服务。

（一）心理护理

心理护理是指在整个医疗过程中，医护人员，主要是护理人员，借鉴心理学方法或个性化服务，积极地影响患者心理状态，帮助患者在其自身条件下获得最适宜的身心状态。运用心理治疗方法，包括环境体检、光线、音乐、放松疗法、身体语言等影响、改变患者不良心理状态及行为，使之有利于介入诊疗的配合、预后及康复，以达到医疗最佳效果。

输卵管介入诊疗心理护理具体做法：

（1）对患者的疾患要感同身受，以极大的同理心与患者建立起信任关系，以诚恳的态度、真挚的语言、得体的举止、真诚的微笑让患者接受治疗。

（2）以支持和协助患者为主要方式，不得强迫患者接受，特别是输卵管介入诊疗患者因不孕症心理压力较大，要做到"无损患者身心健康"。

（3）心理护理的方式方法要根据患者自身情况决定，做到个性化。

（二）隐私保护

患者隐私主要是指医疗过程中患者不愿让他人知悉的私人信息，私人空间的隐瞒权、维护权及支配权等，做好心理护理的基础性工作之一。

（1）医护人员应形成充分保护患者隐私的意识，充分给予患者知情同意权。

（2）建立缓冲区，适当营造适宜女性心理特点的私密空间，降低患者紧张情绪（图7-1）。

（3）革新患者手术服及介入专用被。

（4）尽量避免过多人参观输卵管介入手术，观察窗要有窗帘隔挡。

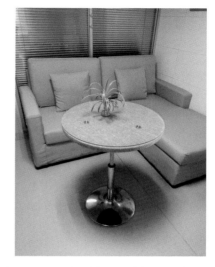

图7-1　适合女性心理的相对私密空间

（三）人性化护理

1. 环境

治疗环境主要由色彩、音乐、照明及人文内容构成，围绕上述四个部分综合考虑布局，使整体环境呈现为色彩清新、音乐缭绕、照明柔和、人文内容丰富的效果。

2. 诊疗流程

（1）帮助患者充分认知介入诊疗，可在手术室或门诊门口设立宣教栏、播放宣教视频等。

（2）借助人体放松手段、心理语言暗示，转移患者注意力。

（3）术前或术中嘱患者深呼吸。

（4）音乐疗法。心理护理中使用的音乐疗法不是严格意义上的音乐治疗，没有疗程的要求，没有音乐治疗师参与，主要目的是借助听音乐和欣赏音乐的方法，为患者减压。解放军总医院介入科研究认为，将背景音乐贯穿于介入治疗的全过程，有利于患者放松，保持情绪稳定，使介入治疗顺利进行。

（5）抚摸疗法。术中轻握患者的手或上前轻按患者肩膀，给予患者信心与鼓励。

第二节　输卵管造影及介入治疗并发症的处理

一、输卵管造影相关并发症

输卵管造影中出现并发症的概率为13.2%，多数为轻症。根据引起不良反应（并发症）的原因可分为药物性并发症、非药物性并发症。

（一）药物性并发症

1. 造影剂过敏

1）原因

对造影剂过敏、造影剂进入静脉系统。

2）临床表现

轻度过敏反应可出现荨麻疹、胸闷、气短、恶心、头晕、面部潮红等。重度过敏反应可出现大片皮疹、皮下或黏膜下水肿、喉头水肿、支气管痉挛、呼吸困难、过敏性休克。

3）防治

（1）检查前详细询问患者有无过敏史，包括有无食物或药物过敏，有药物过敏史者在造影过程中应重点关注有无不良反应发生。

（2）出现过敏反应则按造影剂过敏反应常规处理，使用抗过敏药物，如盐酸异丙嗪、地塞米松等，必要时吸氧、气管插管，维持呼吸和循环功能。

2. 碘油过敏

碘油进入腹腔吸收较慢，残留在腹腔内的少量碘油被吞噬细胞吞噬，可能引起异物反应，引发盆腔肉芽肿样病变。建议对疑似输卵管积水、输卵管周围粘连患者，尽量使用水剂进行造影。

（二）非药物性并发症

1. 子宫内膜损伤

1）原因

可能由于子宫内膜机械性损伤，内膜有炎症或注射压力过高、造影剂量过大等。

2）临床表现

（1）造影剂间质、淋巴及静脉逆流：间质-淋巴逆流 HSG 表现为子宫腔或输卵管周围出现斑点、云雾或网格状阴影，进入淋巴内表现为放射状分布阴影；静脉逆流 HSG 表现为沿盆腔血管走行的条带状、串珠状、蚯蚓状影，迅速沿血管上行。

（2）出现子宫内膜损伤并造影剂返流，部分患者随即出现胸闷气促、剧烈的呛咳、咽部不适、恶心、呕吐、下腹部胀痛等，症状轻重不一。

（3）有文献报道，若发生碘油栓塞、过敏反应，患者在造影中咳嗽、胸痛、心悸、烦躁、休克昏迷，可致猝死。

3）防治

（1）造影检查的窗口期为月经干净3～7天，不可随意提前，必要时可术前检查，测量子宫内膜厚度。

（2）造影时切忌推注压力过大或造影剂用量过大。

（3）出现造影剂逆流情况应立即停止注入造影剂并密切观察患者的反应。

2. 人流综合征

1）原因

对子宫或宫颈局部刺激增多易促发人流综合征,如手术时对宫颈牵拉或用力过大、宫颈管内造影管及造影管球囊的刺激引起迷走神经兴奋;也与患者精神紧张、心理恐惧有关。

2）临床表现

（1）诊断标准:① 术中心率小于60次/min或心率下降程度大于20次/min,伴有恶心呕吐、心悸、胸闷、头晕、面色苍白及出冷汗5项中的3项以上者;② 术中血压降至80/60 mmHg以下或收缩压下降20 mmHg以上且有3项全身反应者;③ 术中心电图有异常改变者。

（2）轻度反应:仅有下腹坠胀感或隐痛,可伴有恶心。

（3）中度反应:痛感明显,能耐受,可伴有恶心、呕吐。

（4）重度反应:痛感较重,恶心、呕吐、出冷汗,脸色苍白,血压下降,脉搏减慢甚至心脏停搏。

3）防治

（1）消除患者的思想顾虑。

（2）术者操作轻柔,扩张宫颈管切忌暴力。

（3）对精神过度紧张或宫颈管较紧的患者,术前可阻断神经反射或进行宫颈软化针刺。

（4）术前给予镇静剂或肌注阿托品0.5 mg。

（5）术时扩张宫颈前,宫颈管内放置1%利多卡因棉棒,停留1 min。

（6）宫颈旁神经阻滞。

（7）前列腺素合成抑制剂。

（8）一旦发生人流综合征,积极给予对症治疗,如平卧、吸氧、阿托品肌注等,一般可缓解恢复。

3. 腹痛

1）原因

（1）主要为手术操作（宫颈钳夹）、造影剂灌注引起子宫及输卵管压力增高,与子宫、输卵管黏膜损伤以及粘连的输卵管在造影剂膨胀作用下产生机械分离有关。

（2）与心理紧张、造影剂温度、造影剂类型选择、造影管球囊充盈大小、患者宫腔粘连、宫颈管狭窄、炎症等因素有关。

2）临床表现

世界卫生组织有关标准及临床表现将患者造影过程中的疼痛分为4级:① 0级:无痛,安静合作;② Ⅰ级:轻微疼痛,能耐受,呻吟不安;③ Ⅱ级:中度疼痛,难忍受,呻吟不安;④ Ⅲ级:严重疼痛,不能忍受,叫喊,不合作。此外,术中及术后可能出现轻至中度的腹部及盆腔疼痛,有时患者主诉为腰骶部酸痛。

3)防治

(1)推荐无痛造影,如应用锥形头造影管进行造影。

(2)术中轻柔操作,注射造影剂时可采取脉冲式推注方法,并随时关注患者感受、表现,采用高压注射器推注时要设定合适推注压力,患者疼痛反应明显时及时停止操作。

(3)应用恒温箱将造影剂等灌注药物温度保持在室温25 ℃左右。

(4)造影管球囊充盈大小应适宜,一般经产妇不超过3 mL,初产妇不超过2 mL,宫腔粘连者以造影管不滑出宫腔为宜;宫颈管狭窄者,应选用小号造影管,必要时可先扩张宫颈管,局部可应用利多卡因。

(5)可行宫颈局部麻醉,向宫腔内推注1‰利多卡因3～5 mL之后再行宫腔操作。

(6)术后疼痛可给予腹部热敷。

4. 阴道流血及感染

(1)术后会有阴道少量流血情况,一般持续数小时到数天后,自行消失,无需特殊处理;少数患者出血量大,犹如月经来潮,则应给予及时止血治疗。

(2)术后可能会出现急性阴道炎或盆腔炎的症状,如白带异常、腰腹部持续性疼痛、发热等,其防治方法是应注意术中的无菌操作,术后常规使用抗生素。

二、输卵管介入再通相关并发症

输卵管介入再通手术中出现的并发症(不良反应)除上述造影时可出现的情况外,由于应用了粗细导管、导丝及疏通药物、臭氧等,存在一些新的并发症。

(一)输卵管穿孔

1)原因

有关文献报道,输卵管穿孔发生率在10‰以下,主要与输卵管原有病变和手术伤害有关。穿孔最易发生于由纤维化病变(如手术吻合部位或结节性输卵管峡部炎症区)造成较坚固的阻塞处。细导丝常穿破肌层较薄弱的输卵管峡部,而有较厚肌层包围的间质部极少引起穿孔。即使输卵管发生局部穿孔,一般不妨碍管腔再通。

2)临床表现

穿孔时患者可有瞬时疼痛及子宫收缩,造影可显示造影剂管腔周围弥散或聚集成团。

3)防治

由细导丝引起的针尖样穿孔并无临床意义,一般不会造成严重的并发症,但因穿孔引起的瘢痕可能会成为输卵管再狭窄的原因,故应尽量避免。处理的原则是:及时发现并立即停止手术,随访。曾有研究报告指出,有1例患者两侧输卵管峡部穿孔14天后,输卵管手术中未见后遗症。

图7-2为某患者在进行右侧输卵管再通手术时发生穿孔的造影图。

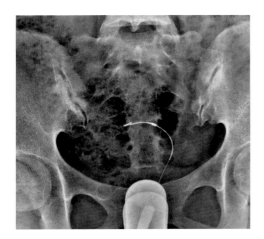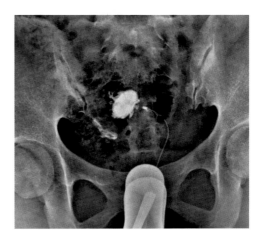

图7-2　右侧输卵管穿孔HSG图

（资料来源：淄博市张宁医生供图）

（二）微导管或微导丝断裂

原因可能是：① 产品质量问题；② 暴力操作。操作过程中切忌暴力操作，如发生导管或导丝走行与输卵管行程不一致甚至出现断裂，及时中止操作，注意复查造影了解输卵管情况，如导管、导丝断裂必要时可借助宫腔镜或输卵管镜操作将其取出。图7-3为手术操作过程中，导管脱落HSG图。

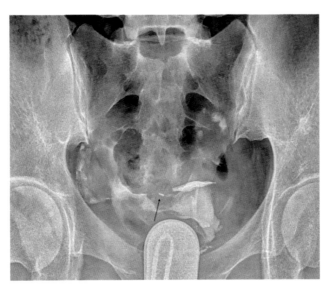

图7-3　右侧输卵管间质部微导管头脱落HSG图（黑色箭头处）

（资料来源：广东省妇幼保健院）

（三）再通后综合征（腹痛、恶心、呕吐、发热等）

一般由于手术或药物刺激导致，注意对症处理，避免感染。

三、输卵管栓塞相关并发症

（一）栓塞用弹簧圈脱落

1. 原因

（1）栓塞弹簧圈直径或回缩后内径过大。我们知道输卵管峡部的内径小，以往的研究认为内径为 0.2～0.5 mm 者占 86.3%，所以使用 0.018 inch 微弹簧圈是恰当的，且最好使用呈"喇叭口"式回缩的弹簧圈（2～3 mm），当弹簧圈直径过大时，难以顺畅进入峡部，而大部分位于间质部，甚至部分位于宫角处，栓塞效果不佳；而当弹簧圈回缩后内径过大时（3 mm），随着输卵管本身的蠕动，弹簧圈容易脱落至宫腔。也有部分研究认为，弹簧圈移位至输卵管壶腹部而失去栓塞作用。

（2）输卵管峡部狭窄。输卵管积水患者部分合并输卵管炎症，而输卵管炎症最常侵及的部分即是峡部及壶腹部，峡部出现炎性狭窄后，弹簧圈进入峡部受阻，弹簧圈太靠近宫角处，容易脱落。此种情况下，宜先用导丝将输卵管峡部疏通，再行栓塞术。

（3）操作者手法问题。操作者本身手法不熟练、输卵管各部分结构分辨不清，导致弹簧圈距离宫角过近，容易脱落。

（4）术后宣教不到位。术后早期应提示患者尽量避免举重物、剧烈运动或咳嗽，以免腹压骤然增高，导致弹簧圈位置发生改变。

2. 临床表现

（1）部分患者可自阴道排出弹簧圈或自觉阴道流液增多。

（2）HSG 显示弹簧圈位置移动，可脱出宫腔内、自输卵管内口露出或进入壶腹部，失去栓塞功能，脱入腹腔内尚未见文献报道。

3. 防治

术前评估输卵管走行、长度、积水程度，预判弹簧圈栓塞位置和范围，选择合适的弹簧圈直径与长度，术中操作动作轻柔，避免粗暴操作，如弹簧圈脱出输卵管至宫腔内一般不需要特殊处理，会自然排出体外，1 个月经周期后复查即可，如未排出可采用腔镜下行异物取出。

（二）异物感

极少部分患者行栓塞术后早期可有轻微异物感，随时间延长症状逐渐缓解。

（三）栓塞后再通

1. 原因

弹簧圈脱落、位置改变、未行致密栓塞。

2. 表现

弹簧圈脱落和位置改变,造影见栓塞侧输卵管显影。

3. 防治

尽量行致密栓塞。

四、输卵管妊娠介入治疗相关并发症

输卵管妊娠介入治疗主要分为两种方法,即血管性介入与非血管性介入。血管性介入方法是子宫动脉药物灌注并栓塞术,非血管性介入方法主要是输卵管腔内穿刺介入及经皮穿刺囊胚方法。不同的介入方法会产生不同的并发症。

(一)子宫动脉化疗栓塞术

1. 操作方法

通过导管超选择至子宫动脉造影,明确异位妊娠侧孕囊显影,根据患者体重、体表面积计算药物剂量,经导管连接压力泵或缓慢推注药物,一般不低于 10 min,以患侧药物灌注为主。

2. 并发症

主要有药物过敏;血管痉挛、血管损伤、出血和血肿形成、异位栓塞、下肢静脉血栓形成、化疗药物反应及对肝肾功能的影响。以下列举几种并发症的处理原则:

1)过敏

术前评估患者情况,询问过敏史,是否存在过敏高危因素,严格掌握禁忌症,尽量选择非离子造影剂。

碘过敏一般分为轻、中、重度3个程度:轻度反应者不需特殊处理,对症处理即可,但需要观察;中重度过敏者需积极处理,特别是重度过敏患者,病情重变化快,短时间内可出现呼吸循环衰竭,常规开通静脉通道,使用糖皮质激素、补液等,立即与院内抢救小组联系并通知参与抢救,支气管痉挛、呼吸困难等可给予面罩吸氧,静脉注射地塞米松10 mg或肾上腺素0.5~1 mg;喉头水肿可用氨茶碱250 mg + 葡萄糖静脉注射,必要时行气管插管或气管切开;出现惊厥抽搐等症状给予安定5~10 mg静脉注射;心脏骤停行心肺复苏。

2)血管痉挛

常因术中导管、导丝反或粗暴操作引起,某些药物对血管的刺激亦可引起,发现后暂时停止操作,用2%利多卡因5 mL或罂粟碱30 mg稀释液经导管注射缓解痉挛,5~10 min复查造影查看恢复情况;血管损伤常见为血管内膜损伤,局部出现造影剂聚集,较轻者可继续完成治疗,严重者停止操作,必要时用栓塞剂栓塞损伤部位以上动脉主干。

3）穿刺部位出血和血肿形成

常因反复穿刺、穿刺针和血管鞘选择不合适、术后加压时间不够、压迫不当、患者凝血功能异常、高血压等，加强穿刺技术，预防反复穿刺；选择与患者年龄对应的穿刺针和血管鞘；术后压迫位置准确，取合适压力和时间，固定后观察3～5 min；术后制动12 h，穿刺口沙袋压迫6 h；对于凝血异常和高血压患者压迫和制动时间延长，定期查看穿刺口情况。

4）异位栓塞

异位栓塞常见腰骶部和臀部皮肤红肿、硬结，甚至出现皮肤肌肉溃烂、坏死，膀胱损伤、卵巢早衰、输尿管和直肠等邻近脏器损伤，栓塞后感染等。主要原因为导管未超选择至子宫动脉、注射栓塞剂压力过大出现返流、栓塞剂选择不合适等。

预防措施：超选择至子宫动脉，如导管难以进入，可采用微导管超选，注射栓塞剂采用低压力脉冲式注射，栓塞剂不宜过小，一般选择直径大于500 μm的栓塞颗粒，根据情况合理预防性使用广谱抗生素预防感染，术后平卧6 h后可更换体位，避免长时间平卧，可适当抬高穿刺侧下肢，给予按摩，促进血液循环。当出现皮肤、肌肉坏死溃烂的情况时，予以褥疮护理，加强全身抗感染治疗，清洁创面，表面使用生长因子促进组织再生，若其内脏出现坏死或瘘等情况时，需联系外科处理。

5）术后肝肾功能异常

术前准确计算患者用药剂量，术后根据情况使用保护肝肾药物。

（二）输卵管插管药物灌注（输卵管腔内穿刺介入）

（1）常见并发症有感染、输卵管损伤、孕囊破裂出血。

（2）原因。操作粗暴、导丝选择不当、孕囊较大或表面血管丰富。

（3）防治。术前评估、了解输卵管及孕囊的解剖关系、选择合适手术器材、术中操作轻柔、严格遵守无菌操作原则。

（三）经皮穿刺囊胚药物注射

（1）常见并发症有穿刺部位出血感染、邻近脏器损伤、孕囊破裂出血。

（2）原因。术前评估不准确、术中定位及穿刺误差，未及时调整。

（3）防治。术前评估、了解输卵管及孕囊的解剖关系、选择合适手术器材、术中操作轻柔、严格遵守无菌操作原则。

参 考 文 献

[1] 刘亚平,马力,李民,等.护理垂直管理与优质护理服务实践[J].中国医院,2011,15(1):10-12.

[2] 刘雨杨.优质护理对输卵管阻塞性不孕症介入治疗的影响[J].中国医药指南,2019,17

(33):282.

[3] 林汉英,李丽民,刘志荣.背景音乐下个体化心理干预降低介入治疗患者焦虑水平的研究[J].护理管理杂志,2009,9(1):38-39.

[4] 连方,李婷婷.76%复方泛影葡胺和碘油在子宫输卵管造影中的应用体会[J].中国中西医结合影像学杂志,2009,7(6):471-472.

[5] 李惠民,苑青龙,徐苑苑,等.选择性输卵管造影与输卵管再通术并发症692例治疗探讨[J].实用医学杂志,2008(2):236-237.

[6] 子宫输卵管造影中国专家共识[J].中华介入放射学电子杂志,2018,6(3):185-187.

[7] 林桂枝.人工流产综合征的预防及护理[J].吉林医学,2007(8):985-986.

[8] PETERSEN B D,ROSCH J,路萍,吴畏.输卵管介入治疗(再通术)后并发症[J].介入放射学杂志,1995(2):118-119.

[9] 陈春林,刘萍.妇产科介入治疗学[M].北京:人民卫生出版社,2003.

[10] 李麟荪,徐阳,林汉英.介入护理学[M].北京:人民卫生出版社,2015.

[11] 何婉玲,骆曦图.人本位护理模式在输卵管积水介入栓塞手术中的临床应用[J].国际护理学杂志,2017,36(7):937-940.

广东省妇幼保健院　　　　　　叶志球团队

安徽医科大学附属妇幼保健院　李　兵团队

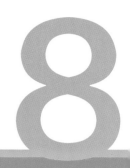

第八章
输卵管影像新技术及其他

第一节　磁共振引导下子宫输卵管造影

一、概述

磁共振引导下子宫输卵管造影(MR-hysterosalpingography,MR-ASG)最早于2001年出现在国外相关研究中,其实时显影效果欠佳,软组织分辨率较低。Manuelle Volonda等近期发表于《欧洲放射学杂志》的文章认为MR-HSG是对普通HSG检查的有力补充,可较好地显示输卵管通畅度,但对输卵管形态的显示尚有欠缺。国内对MR-HSG也有相关研究,目前的研究热点还是输卵管形态的清晰显示以及磁共振扫描技术改进等方面。

随着影像技术手段的发展,近年来国内部分大型三甲医院陆续开展MR-HSG。武汉大学中南医院马玲等通过向宫腔内注射1:100钆双胺稀释液,扫描后数字减影重建得出结论:常规MRI结合MR-HSG能很好地显示输卵管、卵巢、子宫及盆腔相关结构。山西医科大学第二医院牛金亮等则研究了不同浓度钆喷酸葡胺(Gd-DTPA)的显影效果,认为稀释比例为1:20时Gd-DTPA的显影效果最佳。也有部分学者使用生理盐水进行MR水成像。现在普遍认为使用钆剂稀释液可清楚显示输卵管及通畅度,图像质量优于水成像。

南京中医药大学附属医院段娜等最近发表在《中华放射学杂志》上的文章称,使用20 mL混合对比剂(将1mLGd-DTPA稀释到100 mL碘海醇,含碘300 mg/mL),可获得质量较高的造影图像,并可通过最大信号强度投影重组输卵管三维图像,经过角度调整后可显示重叠部分的细节。关于MR-HSG的优点,Sadowski等还认为,MR-HSG对溢出的少量对比剂也能很敏感的发现,这可能与MRI对比剂稀释度大,浓度、黏稠度较常规HSG碘对比剂低有关。

但 MR-HSG 也有自身的缺陷：① 扫描时间长；② 操作者需要在一个准备间里将造影导管置入患者宫腔内，再进行重新定位扫描，期间可能会发生导管脱落等情况。

（一）MR-HSG 技术进展

目前用于 MR-HSG 的技术主要有 2 种：磁共振水成像（magnetic resonance hydrography，MRH）技术及磁共振对比增强（contrast enhancement MRA，CE-MRA）技术。

1. MRH 技术

MRH 采用单次激发快速自旋回波序列（SS-FSE），利用重 T2WI 并结合脂肪抑制等技术，使背景组织信号抑制掉，产生重 T2 效果使含水管道显影。对于体内含水腔道的检查已非常成熟，如 MRCP、MRU、MRM 在临床上已广泛应用。但正常输卵管内是不含水的，利用 MRH 行输卵管成像仍处于探索阶段，仅有少量文献报道。王美豪等通过双腔球囊导管给患者宫腔内注射生理盐水，充盈宫腔及输卵管后行连续冠状面 MRH 成像，不仅能显示扩张积水的输卵管，还能通过盆腔内液体渗入情况判断输卵管的通畅性。该方法不向人体引入任何对比剂，对人体不会产生任何不良反应。但 MRH 主要是根据输卵管伞端液体溢出情况间接推断输卵管的通畅性，并不能直接显示正常的输卵管。

2. 传统 CE-MRA 技术

3D-FLASH 序列采用很短的 TR 和相对较大的激发角度，因此 T1 权重很大，注射对比剂后，T1 值很短，可产生较高信号，其他组织的信号因饱和效应将明显衰减，因此形成造影管道与其他组织的良好对比。Unterweger 等通过向宫腔内注入钆对比剂 Dotarem，采用 3D-FLASH 序列进行扫描，行 MIP 后获得了清晰的输卵管图像，在检查过程中除 3 例患者的宫腔插管脱落导致无法诊断外，其余检查与 HSG 诊断结果完全一致。马玲等采用 3D-FLASH 序列扫描，亦获得了清晰的输卵管图像，与 X 线结果对照，二者有较高的符合率。De Felice 等进一步改进了输卵管造影方法，所有受试者均顺利完成检查，1 周后进行问卷调查，93.7% 的受试者对 MR-HSG 检查比较满意，检查过程中及检查完成后均没有严重不适感。

3. 高时间分辨力血管成像（time-resolved imaging of contrast kinetics，TRICKS）技术

近年来开发的对比剂动态显像技术/时间分辨的血管造影序列时间分辨率达到秒级，可行四维动态成像。TRICKS 是一种类似 DSA 成像效果的新型 MRA 技术，它采用椭圆型的 K 空间中心数据填充技术、零填充技术和平行采集技术等，极大提高了时间分辨力，其图像的采集与对比剂的流动全过程是同步的，可以清晰显示对比剂的完整动态充盈和逐步排空过程。胡维娟采用动物实验的方法进行相关研究，结果显示 TRICKS 用于 HSG 有较高应用价值。Sadowski 等对 17 例女性不孕症患者采用 TRICKS 行

MR-HSG,可以实时观测对比剂通过输卵管的情况,模拟DSA造影效果,更好地评价输卵管通畅状况。另外,在该研究中还发现,MR-HSG与常规HSG相比,有较高的输卵管通畅率,认为可能是由于MRI比一般的放射检查具有更高的对比分辨力,其对溢出的少量对比剂更敏感。

(二)MR-HSG造影剂选择

1. 生理盐水

用生理盐水做对比剂,行动态二维水成像,王美豪等采用单次激发FSE(Fast Spin Echo)序列行冠状面扫描,层厚50 mm;经球囊双腔管以0.25 mL/s的流率向宫腔内注射15 mL生理盐水,单次激发FSE序列进行连续水成像约60 s,共10帧图像。

2. 钆剂

张俊杰等通过实验研究使用稀释的CE-MRA用造影剂Gd-DTPA最适合浓度为25 mmol/L,即1:20钆剂。其优势是肾脏排泄,安全、过敏率低,浓度及粘度均远低于碘剂,不易造成盆腔粘连,对粘膜的刺激小,病人痛苦少。

3. 钆、碘混合液

20 mL混合液(钆剂1 mL+碘剂29 mL+生理盐水70 mL),注射速率为0.3 mL/s可得到理想显示效果。

二、适应证与禁忌证

(一)适应证

不孕症病因检查;其他检查怀疑有输卵管腔外粘连、梗阻、积水等;了解子宫腔形态,确定有无子宫畸形及其类型,有无子宫腔粘连、异物等;盆腔及子宫附件其他慢性炎性、肿瘤性疾病等。

(二)禁忌证

内、外生殖器急性或亚急性炎症;严重的全身性疾病,不能耐受手术及检查;产后、流产、刮宫术后6周内;身体内金属植入物禁忌同其他MR检查。

三、操作流程

(一)MR-HSG术前注意事项

检查前去除内衣、饰品等金属异物及磁性物品;告知检查时噪音及注意事项,进行呼吸屏气训练。其余同普通HSG检查。

(二)仪器与扫描方法

应用1.5T及以上磁共振成像系统,先行平扫序列,后注射造影剂并利用三维快速成像序列连续扫描采集3～4次,注射造影剂后再重复扫描T1压脂序列,观察造影剂盆腔弥散情况。

扫描序列参数如表8-1所示。

表8-1　MR-HSG扫描参数

序列	扫描方向	TR (ms)	Te (ms)	层数	层厚 (mm)	间距 (mm)	扫描时间 (s)	重复次数	FOV (mm²)
T1_TSE	轴位	712	12	22	4.0	1.2	67	1	230×230
T2_TSE	轴位	4400	95	22	4.0	1.2	67	2	230×230
T2_TSE	矢状位	3400	85	19	4.0	0.8	131	2	240×240
T2_TSE_FS	轴位	5350	94	22	4.0	1.2	67	2	230×230
DWI_b800	轴位	8300	76	32	5	1	125	2	360×252
T2_SPC_3D	冠状位	2400	705	60	1.2	—	155	2.0	350×350
T1_TSE_FS	轴位	890	20	22	4.0	1.2	84	1	230×230
FLASH_3D_T1 (pre/post)	冠状位	3.09	1.14	80	1.2	—	17	1	250×250

(资料来源:陈岩,于小利,王绍娟.三维动态MR子宫输卵管造影技术在不孕症中的应用研究[J].中国医疗设备,2018,33(12):77-80.)

（三）具体检查步骤

（1）术前常规肌注或口服阿托品解痉。

（2）进入磁共振室行MR平扫。

（3）患者离开检查床,行造影导管插管。

（4）再次上MR检查床行造影检查,缓慢匀速注射造影剂10～20 mL,同时行多期扫描,注射造影剂20 min后行最后一期扫描,观察造影剂弥散情况。

（5）患者结束扫描,进入观察室休息,密切观察患者反应,出现腹痛、呕吐等并发症及时处理。

（四）注射造影剂与扫描的配合

采用钆、碘混合剂,采用手动推注或高压注射器输注,注射速度不宜过快,可设定注射速率为0.3～0.5 mL/s,方便行3D多期快速扫描。实时观察造影剂流动及溢出情况,当出现明显腹痛或输注压力较大情况时,及时停止操作。

（五）图像后处理

对注射前后的多期薄层三维数据进行减影处理显示宫腔及输卵管的走形,再对减影前后的数据行多种后处理,如多平面重组(MPR)、容积再现(VR)、仿真内镜、曲面重建、最大密度投影(maximum intensity projection,MIP)等。

四、图像与判读

(一)输卵管通畅度评价

段娜等认为在MR-HSG检查中,输卵管评价结果分为以下3种:① 输卵管通畅:注射无明显压力,双侧输卵管显示清晰,走行自然,伞端见大量对比剂;② 输卵管通而不畅:注射时持续有压力,输卵管走行较僵硬、远端迂曲盘绕,输卵管呈串珠状或轻度扩张,伞端见少量对比剂;③ 输卵管堵塞:注射压力较大,仅见宫腔显影或输卵管部分显影,伞部未见对比剂溢出,并需观察有无输卵管积水及对比剂逆流。

(二)输卵管形态评价

MR-HSG在输卵管形态学研究中仍然受到限制。

五、MR-HSG的临床应用价值及前景

MR-HSG不仅可以判断输卵管的通畅性,结合MRI平扫还可以清晰显示子宫、卵巢的形态,能够对不孕患者的盆腔病变进行全面的诊断,实现不孕症患者"一站式检查",并且使育龄期妇女远离电离辐射,其应用前景非常广阔。但关于MR-HSG诊断输卵管通畅度的准确性,仅有少量研究将其与常规HSG对照,结果显示与HSG有较高的符合率。由于缺乏与输卵管通畅性检查的"金标准"腹腔镜的对照,MR-HSG的敏感度、特异度尚不明确,有待于进一步大样本的临床对照研究。目前,MR的扫描技术还有待提高,因HSG动态现象对时效性要求近乎严苛,对比传统HSG,MR-HSG的动态显影还无法称为"实时显影",可能会错过一些有用的诊断信息。另外,造影剂的配伍还没有统一的标准,在MR室内进行造影操作还不够便捷,这些问题都有待解决。

随着MR扫描技术的不断提高,实时显影已经离我们越来越近,相信未来可以用合适的造影剂、先进的MR实时显示技术,为古老的HSG检查增添光彩。

第二节　输卵管病变CT、MR表现

一、输卵管先天发育异常

输卵管先天发育异常(congenital malformation of the fallopian tube)较罕见,由副中肾

管头端发育受阻引起,可与子宫先天发育异常并存。其主要类型包括:

(一)输卵管缺如

一般为单侧输卵管缺如,表现为单角子宫和输卵管,常伴同侧泌尿系发育异常;也可有双侧输卵管缺如。HSG偶可见到单角子宫及单侧输卵管,诊断意义较大,但不能排除与单角子宫不相通的残角子宫的存在,MRI可较好显示;国内有个别研究指出,若双侧输卵管及右肾缺失,静脉肾盂造影及HSG可有提示作用,确诊需要腹腔探查。

(二)输卵管发育不全

输卵管发育不全,又称幼稚输卵管,表现为输卵管细长弯曲或短小不足,肌肉发育不全、无管腔或部分管腔阻塞,可能存在输卵管憩室。

(三)双输卵管

子宫一侧或两侧出现两条发育正常的输卵管,常在宫角处合并后与子宫腔相通,发病机制不明。

(四)副输卵管

副输卵管表现为附着在正常输卵管之上的外观呈茎状、末端呈不同伞状的小型输卵管,多从输卵管壶腹部伸出,长度为1~3 cm,附着处呈盲端,亦有极少数与管腔沟通。刘艳华等研究中,曾有1例副输卵管患者,HSG上提示可见输卵管自壶腹部分岔,裂开的两个输卵管末端有造影剂溢出。

(五)伞端缺失或闭锁等

二、输卵管炎性病变

(一)输卵管急、慢性非特异性炎症

这是盆腔感染性疾病(pelvic inflammatory disease,PID)的一种表现形式,常表现为输卵管增粗、积脓、积水。HSG上,输卵管可表现为输卵管通而不畅、阻塞、积水三种情况。

(1)通而不畅,一般指输卵管显影且造影剂可弥散入盆腔,但显影缓慢,目前国内还没有输卵管通而不畅的确切定义,其可能与输卵管管腔内轻度粘连有关。

(2)阻塞。主要分为两种类型:输卵管梗阻和输卵管闭塞,前者常由输卵管痉挛或黏液栓、组织碎屑阻塞引起,后者多是慢性炎症造成的纤维化闭锁。

(3)积水。表现为输卵管远端闭锁,壶腹部膨大或整段输卵管扩张,延迟摄片无造影剂溢出,值得注意的是,HSG对指导输卵管积水手术处理方式有一定价值,北大人民医院关菁等认为,积水边缘光滑、孤立,提示管壁柔韧度良好,行伞端造口成形术预后较好,而边

缘毛糙,周围见毛玻璃影常提示厚壁积水,预后较差。

输卵管急、慢性炎症也可出现输卵管黏膜病变,表现为输卵管增粗、壁毛糙、输卵管内充盈缺损或壶腹部及伞部的纵行黏膜线消失。盆腔粘连也常与输卵管炎症伴随出现,其最主要的表现是造影剂溢出后不弥散,聚积呈形状不规则团片影。

输卵管积液、积脓时,CT、MRI可显示扩张的输卵管,典型表现为腊肠样形态改变(图8-1),部分可呈“C”形、“U”形,并见不全分隔,由扩张的输卵管向系膜侧弯曲形成。CT显示输卵管内液体密度影;MRI上大多呈 T1WI 低信号、T2WI 高信号、DWI 低信号;若合并

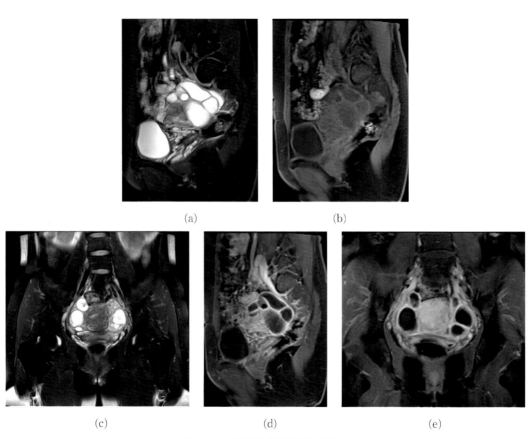

(a) (b)

(c) (d) (e)

图8-1 双侧输卵管积脓(MRI)

(a) T2WI矢状面示附件区管状及囊状占位性病变,囊壁及分隔呈稍低信号,囊内呈明显高信号;(b) T1WI平扫矢状面示囊壁及分隔呈等及稍低信号混杂,信号不均匀;(c) T2WI冠状面示双侧附件区管状及囊状占位性病变,囊壁及分隔呈稍低信号,囊内呈明显高信号;(d) T1WI增强矢状面示管状及囊状病变包膜及其内分隔明显强化,囊内未见强化;(e) T1WI增强冠状面示双侧管状及囊状病变包膜及其内分隔明显强化,囊内未见强化

(患者为女性,39岁,下腹痛伴发热4天,二联抗生素治疗14天后明显好转)

积脓(出血或蛋白含量高),DWI上呈高信号,是急性输卵管炎的特征。输卵管壁及脓肿壁呈渐进性强化,与其内丰富的肉芽组织及扩张、充血的毛细血管有关。

(二) 峡部结节性输卵管炎

峡部结节性输卵管炎(salpingitis isthmica nodosa,SIN))的发病率为0.6%～11.0%,好发于23～43岁女性,常合并盆腔子宫内膜异位症。其病因及发病机制尚不清楚,可能与炎症、先天性发育有关,又被称作腺肌输卵管炎(adenomyosalpingitis)、输卵管腺肌病(adenomyosis of the fallopian tube),反映了其与平滑肌增生的联系。

SIN的病理表现为输卵管峡部的结节状肿胀,见输卵管峡部一个或多个、直径几毫米到几厘米的结节状增厚,伴随肌壁憩室形成,肌壁周围见不规则肥大增生的平滑肌组织。根据病变累及深度可在组织学上进行分类:累及输卵管肌壁内1/3为Ⅰ级;累及肌壁内2/3为Ⅱ级;累及至浆膜下为Ⅲ级。

HSG上,SIN有特征性表现,郑兴邦、裘华兴等研究称,输卵管边缘毛糙、峡部纤细、中断,可见大小不一的憩室,直径一般为2 mm,可呈蜂窝状改变,一半的SIN累及双侧输卵管。

(三) 输卵管结核

女性盆腔结核约占盆腔炎性疾病的3.7%,其中,以输卵管结核(tuberculous salpingitis)最为常见,占85%～95%。输卵管结核常常累及双侧且不对称,病变的严重程度不同病理表现也不同。结核性输卵管炎常常会出现上皮组织肉芽肿形成,其阻塞的部位常为输卵管峡部与壶腹部交界处,局部管壁增厚并纤维化,可出现积水或积脓。

戴辉等根据输卵管、卵巢结核的CT表现,认为输卵管、卵巢结核肿块可分为三种类型:囊实性、实性、囊性,以囊实性多见。囊实性肿块一般以实性成分为主,形态不规则,增强扫描实性成分明显强化,无壁结节;实性肿块呈稍高密度,边界不清,强化不均匀;囊性肿块呈圆形或类圆形,有张力,边界清,囊壁完整并见强化。

国内学者将女性盆腔结核MR表现总结为:输卵管增厚、盆腔囊/囊实性肿块、高密度盆腔积液、包裹性积液、盆腔广泛粘连等(图8-2),其中病变区钙化、盆腔淋巴结肿大伴坏死、实性成分延迟强化具有一定特征,结合临床表现有助于诊断。在显示包裹性积液的壁结构、输卵管结节状增粗、盆腔包块及周围脏器受粘连情况较CT有明显优势,尤其对于干酪性坏死形成囊腔的多方位显示有助于与恶性肿瘤相鉴别。

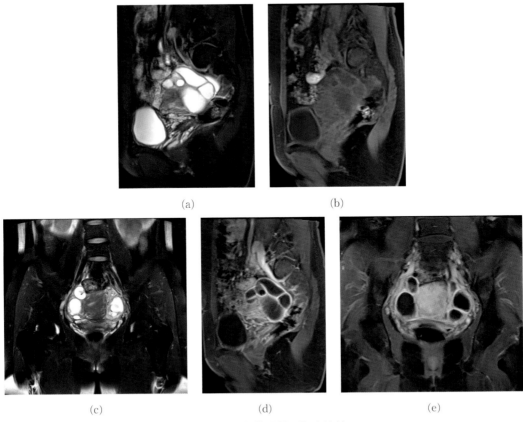

(a)　　　　　　　　　　　　　　(b)

(c)　　　　　　　　(d)　　　　　　　　(e)

图 8-2　双侧输卵管结核、盆腔结核(MR)

（a）T2WI 矢状面示盆腔积液，前下腹壁及膀胱子宫腹膜反折处腹膜不规整增厚，可见结节状增厚及
条索影，呈等及稍低信号；（b）T1WI 平扫矢状面示膀胱上腹膜不规整增厚，呈等信号；（c）T2WI 冠
状面示双侧输卵管增粗、迂曲，管壁增厚，以右侧为著；（d）T1WI 增强矢状面示前下腹壁及膀胱子宫
腹膜反折处腹膜轻度强化，囊内未见强化；（e）T1WI 增强冠状面示双侧输卵管增粗、迂曲，强化显
著，管壁增厚，以右侧为著

（患者为女性，21 岁，发现盆腔包块 1 月余，腹腔镜手术见盆腔广泛粘连，大网膜与前腹壁大片粘连，
与子宫底、双侧输卵管及卵巢大片致密粘连，前腹壁见密集白色颗粒状病变组织附着，
病理证实为结核性肉芽肿）

三、输卵管子宫内膜异位症

　　子宫内膜异位症（endometriosis，EM）在育龄期女性中的发病率可达 10%，常见表现是
不孕、腹盆腔疼痛，根据 EM 在输卵管位置不同，分为管腔内 EM 与管腔外 EM。管腔内 EM
累及输卵管黏膜，病灶出血引起输卵管积血（hematosalpinx），CT 的诊断特异性不高，在
MR 上的典型表现为输卵管扩张，其内容物呈 T1WI 高信号，T2WI 低信号，DWI 弥散受限
（图 8-3）。而管腔外 EM 浆膜面病灶的反复出血，将引发输卵管周围的粘连，并最终导致输

卵管阻塞,扩张的输卵管内积水,不会表现明显的出血信号。EM病灶恶变极为罕见,间隔增厚及强化的壁结节有提示作用。

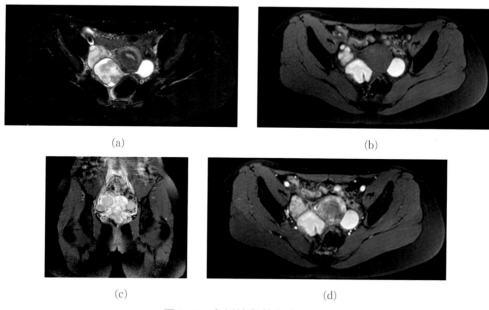

图8-3　右侧输卵管积血(MR)

(a) T2WI横断面示右侧附件区囊状影呈高信号为主,其内少许等及稍高信号混杂影,其前方迂曲管状影,亦呈高信号,左侧附件囊状影呈高信号;(b) T1WI平扫压脂横断面示右侧附件区囊状影呈明显高信号,其前方迂曲管状影呈明显高信号,左侧附件囊状影呈高信号;(c) T1WI增强横断面示右侧附件囊状影及管状影未见明确强化,左侧附件囊状影未见强化;(d) T1WI增强冠状面示双侧巧克力囊肿,右侧输卵管增粗、迂曲
(患者为女性,18岁,痛经3年余,确诊子宫内膜异位症)

四、输卵管妊娠

输卵管妊娠(tubal ectopic pregnancy)是EP的一种,EP在早孕期妇女中的发生率为2%～3%,其中输卵管妊娠占90%以上。在输卵管妊娠中,又以壶腹部妊娠多见,占50%～70%,峡部妊娠占10%～15%,伞部妊娠占5%～10%,间质部妊娠少见,占2%～5%。受精卵在输卵管内种植后,输卵管壁出现蜕膜反应,滋养层可进入输卵管肌层,妊娠囊继续生长,绒毛浸润输卵管壁,发生变性、坏死、穿透等改变,引发输卵管形态学及功能损伤。其最常用的影像学诊断方法是超声,特异性表现是发现宫外妊娠囊。CT、MRI对输卵管妊娠也有一定的诊断价值,特别是对排除特殊部位异位妊娠可提供帮助,增强扫描亦可评估病灶血供、判断有无活动性出血(图8-4)。毕新军等称,输卵管妊娠的CT、MRI典型征象包括:① 输卵管扩张、管壁强化;② 附件区密度/信号不均匀肿块,与卵巢分界清晰,强化不均匀,强化部分代表胎儿胎盘组织;③ 腹盆腔积血。输卵管壁不完整、活动性出血、中等到大量腹盆腔积血高度提示异位妊娠破裂。

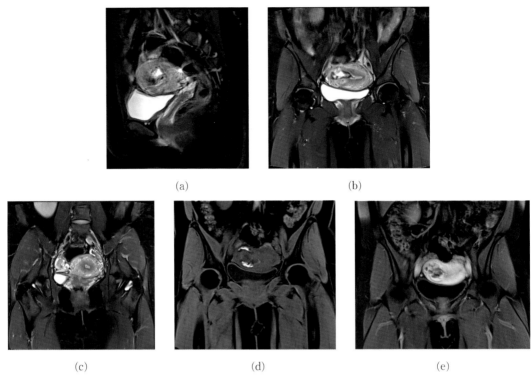

(a)　　　　　　　　　　　　　　　　(b)

(c)　　　　　　　　　(d)　　　　　　　　　(e)

图 8-4　右侧输卵管积血(MR)

(a) T2WI矢状面示右侧宫角内不规则占位影,大小约47 mm×40 mm×34 mm,其内信号混杂;(b) T2WI冠状面示右侧宫角内不规则占位影,呈高、极低及等信号混杂;(c) T2WI冠状面示右侧输卵近端内不规则占位影,呈高、极低及等信号混杂;(d) T1WI平扫冠状面呈面示右侧宫角内占位,呈明显高、极低及等信号混杂;(e) T1WI增强冠状面示右侧宫角内内占位呈不均匀轻-中度强化,并向右侧输卵管近端延伸

(患者31岁,停经10周+1天,反复阴道流血1月余)

关于输卵管妊娠保守治疗(药物治疗或保守手术)后输卵管形态及通畅度评估,目前以超声研究较多,基本是针对输卵管通畅性的研究。综合部分国内学者的研究,药物治疗后患侧输卵管通畅率为60%～72.5%,保守手术组为70%～81.6%;而笔者的研究显示,保守手术治疗后患侧输卵管通畅率为29%,药物组为77.2%。究其原因,可能与检查方法及治疗后时间长短、妊娠包块吸收程度有关。笔者对于输卵管形态方面的研究提示,输卵管保守治疗后可表现为输卵管憩室、输卵管增粗及输卵管积水。

五、孤立性输卵管扭转

孤立性输卵管扭转(isolated tubal tosion),顾名思义,不包括同侧卵巢扭转,被认为是急性下腹疼痛的较为罕见的原因,发病率约为1/1500000,好发于年轻育龄女性,且右侧好发。孤立性输卵管扭转可分为长轴扭转型、长轴扭转伴远端囊肿及肿块型、短轴扭转型。影像上的典型表现可总结为:① 输卵管壁增厚;② 扩张的输卵管呈囊状结构,可见黏膜皱襞及分隔,其内积血、积液,可见"鸟嘴征"或"漩涡征";③同侧卵巢位置及形态正常。MRI可见一些伴随征象,如盆腔积液、阔韧带增厚强化、局限性肠梗阻等,增强扫描对判断输卵管缺血坏死有重要意义。

六、输卵管疝

腹股沟疝在女性中的发病率不到5%,而疝出物包括附件(卵巢、输卵管)仅占3%,输卵管疝常合并输卵管肿瘤或囊肿。由于疝入腹股沟管内失去血供,腹股沟输卵管疝影像表现为扩张的管腔、管壁增厚、坏死后管壁无强化,影像上较有特征,诊断不难。对于发现较窄的输卵管疝,及时、迅速的手术干预对降低卵巢坏死风险是很有必要的。

七、输卵管良、恶性肿瘤

根据世界卫生组织分类系统,输卵管肿瘤可分为上皮来源、混合上皮间叶组织来源、软组织来源、间叶来源、生殖细胞来源、滋养细胞来源、淋巴造血细胞来源及转移性肿瘤。输卵管肿瘤良性肿瘤种类众多,包括了乳头状瘤、平滑肌瘤、成熟型畸胎瘤等;而输卵管恶性肿瘤则包括了原发性肿瘤及转移性肿瘤。原发性输卵管恶性肿瘤有输卵管癌、输卵管肉瘤、淋巴瘤等。HSG对诊断输卵管肿瘤价值不大,CT及MR扫描有助于肿瘤定位及分期。

(一)原发性输卵管癌

原发性输卵管癌(primary carcinoma of the fallopian tube,PCFT)是一种少见的恶性肿瘤,占女性生殖系统恶性肿瘤的0.14%～1.80%。李洁等指出,PCFT主要CT表现为附件区不完全分隔囊实性肿块、患侧子宫圆韧带直径增粗伴有阴道流血、排液。章梦薇等认为,附件区腊肠形囊实性肿块伴输卵管积水或腊肠形实性肿块是输卵管癌较具特征性的MRI征象。国内也有学者认为,影像表现仅为输卵管积水或宫腔扩大积液时,不能完全除外输卵管癌的可能,应注意观察是否有其他转移征象。

(二)输卵管息肉

输卵管息肉(fallopian tube polyp)是一种由于输卵管间质部局部内膜过度增生形成的病变,发生率为1%～2.5%,与不孕症有关。输卵管息肉一般直径小于1 cm,可发生于单侧/双侧输卵管,HSG诊断效果最佳,常表现为卵圆形、边缘光整的充盈缺损影,一般无伴发输卵管扩张或梗阻,偶可发现邻近输卵管峡部直径增大。

(三)输卵管系膜囊肿

输卵管系膜囊肿(paratubal cysts)来源于中肾管或苗勒氏管残余结构,根据病灶位置包括了卵巢冠囊肿、阔韧带囊肿、Morgagni囊肿等。其常表现为子宫两侧或后上方圆形或类圆形薄壁囊性肿块,增强囊壁轻度强化,囊内密度/信号均匀呈水样。输卵管系膜囊肿与卵巢囊肿鉴别困难,卵巢囊肿有时可见正常卵巢结构,而观察到"抱球征"(阔韧带前后层包裹输卵管系膜囊肿)时,可增强诊断信心。

（四）输卵管转移性肿瘤

输卵管转移性肿瘤(secondary malignant fallopian tube neoplasms)可由生殖系统及非生殖系统肿瘤直接侵犯、淋巴或血行转移而来。生殖系统肿瘤,如卵巢癌、子宫内膜癌、宫颈癌等,直接侵犯输卵管,在不少病例中,原发性输卵管癌与输卵管转移癌较难鉴别,通常靠判别肿瘤中心位置做出正确诊断。而在非生殖系统肿瘤转移中,以结肠癌及乳腺癌最常见。值得注意的是,盆腔不同器官来源的原发肿瘤同时出现也是有可能的,在诊断时需考虑到这一点。

输卵管病变多样,以炎症最多见。一些医源性的问题,如输卵管结扎术后、输卵管积水造口术后评估、输卵管栓塞后影像评估,HSG及超声是首选检查,一些疑难病例行CT或MR检查有助于诊断,及时和尽可能准确的影像诊断对临床治疗意义重大。

参 考 文 献

［1］JUGLARD R,RIMBOT A,MARTY A,et al. Bowel obstruction in pregnancy:value of single shot fast spin echo MR sequence (SSFSE)[J]. J Radiol,2003,84:1986-1987.

［2］王美豪,朱姬莹,闻彩云,等.磁共振子宫输卵管成像在不孕症诊断中的应用[J]. 放射学实践,2010,25(3):332-334.

［3］WATTS R,WANG Y,REDD B,et al. Recessed elliptical-eentric viewordering for contrast enhanced 3D MR angiography of the carotid arteries[J]. Magn Reson Med,2002,48:419-424.

［4］UNTERWEGER M,de GEYTER C,FROLICH J M,et al. Three-dimensional dynamic MR-hysterosalpingography:a new,low invasive,radiationfree and less painful radiological approach to female infertility[J]. Hum Reprod,2002,17:3138-3141.

［5］MA L,WU G,WANG Y,et al. Fallopian tubal patency diagnosed by magnetic resonance hysterosalpingography[J]. J Reprod Med, 2012,57:435-440.

［6］马玲,吴光耀,王燕,等.磁共振下输卵管造影在不孕症诊断中的价值[J].武汉大学学报(医学版),2012,33(1):97-100.

［7］DE FELICE C,RECH F,MARINI A,et al. Magnetic resonance hysterosalpingography in the evaluation of tubal patency in infertile women:an observational study ［J］. Clin Exp Obstet Gynecol , 2012,39:83-88.

［8］段娜,王绍娟,胡旭宇,等.3.0 T MR子宫输卵管造影在女性不孕症中的诊断价值[J].中华放射学杂志,2019,53(8):705-709.

[9] 胡旭宇,王绍娟,崔延安,等.MR-HSG对输卵管通畅度的评判探讨[J].医学影像学杂志,2020,30(12):2288-2291.

[10] 陈岩,于小利,王绍娟.三维动态MR子宫输卵管造影技术在不孕症中的应用研究[J].中国医疗设备,2018,33(12):77-80.

[11] JAGANNATHAN D,HITHAYA F. Conventional and magnetic resonance hysterosalpingography in assessing tubal patency—A comparative study[J]. Indian J Radiol Imaging 2019;29:163-7.

[12] LI Y Z,QIU J,MA B,et al.The role of diagnostic magnetic resonance hysterosalpingography in the evaluation of fallopian tubal occlusion of female infertility:A meta-analysis[J]. CLINICAL IMAGING,2020,72:11-18.

[13] 和亚兰,祁志高,段淑英,等.双侧输卵管及右肾先天缺失1例[J].大理医学院学报,2001(1):82.

[14] 刘艳华,李巧云.左侧副输卵管1例[J].实用妇产科杂志,2014,30(7):551.

[15] 中华医学会放射学分会介入专委会妇儿介入学组.子宫输卵管造影中国专家共识[J].中华介入放射学电子杂志,2018,6(3):185-187.

[16] 郑兴邦,关菁.子宫输卵管造影的图像解读[J].中国实用妇科与产科杂志,2019,35(1):77-80.

[17] 关菁,张意茗,于晓明.从生殖外科角度解读输卵管造影[J].中国妇产科临床杂志,2018,19(1):94-96.

[18] 周浩,李小双,陈晓,等.输卵管积液的CT和MRI表现及误诊分析[J].临床放射学杂志,2015,34(10):1622-1626.

[19] 宋庆轮,张举名,何才柏,等.输卵管脓肿、积液的CT、MRI诊断[J].医学影像学杂志,2017,27(7):1346-1349.

[20] 裘华兴,徐利平,蔡红光.峡部结节性输卵管炎的子宫输卵管造影与病理对照分析[J].放射学实践,2001(2):101-103.

[21] 戴辉,文丹.输卵管、卵巢结核的CT表现及临床诊断分析[J].海军医学杂志,2017,38(2):177-179.

[22] 宋侠,陈祖华.女性盆腔结核的CT、MR表现[J].中国介入影像与治疗学,2015,12(11):673-676.

[23] MARGARITA V. MOSHIRI R M,KATZ D S,et al.Imaging evaluation of fallopian tubes and related disease:a primer for radiologists[J]. Radiographics,2020,40:1473-1501.

[24] 陆菁菁,夏宇.子宫内膜异位症的影像学诊断[J].山东大学学报(医学版),2019,57(06):40-45.

[25] 毕新军,张勤,张学琴,等.异位妊娠的CT与MRI表现[J].临床放射学杂志,2016,35(6):903-907.

[26] 郑华,张雁,郭宏霞.不同治疗方案对异位妊娠所保留输卵管形态及功能影响的研究[J].中国计划生育和妇产科,2017,9(1):51-54.

[27] 张盛敏,苏楠,陈梅,等.超声造影评估输卵管妊娠保守治疗后输卵管的通畅性[J].中华超声影像学杂志,2015,24(7):625-626.

[28] 张立,唐燕,袁红梅,等.经阴道实时四维超声造影评价异位妊娠保守治疗后输卵管通畅性的价值[J].宁夏医科大学学报,2018,40(3):334-336.

[29] SAKURAGI M, KIDO A, HIMOTO Y, et al. MRI findings of isolated tubal torsions: case series of 12 patients—MRI findings suggesting isolated tubal torsions, correlating with surgical findings[J]. Clin Imaging 2017,41:28-32.

[30] 许春伟,张博,薛卫成.WHO(2014)输卵管肿瘤组织学分类[J].临床与实验病理学杂志,2014,30(11):1223.

[31] 李洁,吴晶涛,陈文新.不典型原发性输卵管癌与卵巢囊腺癌的CT特征[J].中国医学影像学杂志,2015,23(11):854-857.

[32] 章梦薇,康林英,田晓梅,等.原发性输卵管癌的磁共振征象分析[J].中国医学计算机成像杂志,2014,20(4):344-347.

[33] 陈小勇,唐震,杨秀军,等.原发性输卵管癌的少见影像表现[J].临床放射学杂志,2014,33(12):1887-1890.

[34] 吴德生,杨燕宇,冯林.输卵管系膜囊肿与卵巢囊肿的CT诊断及鉴别诊断[J].中国中西医结合影像学杂志,2020,18(5):496-498.

[35] 王善军,陈本.输卵管系膜囊肿的CT诊断[J].放射学实践,2013,28(5):551-554.

[36] RABBAN J T, VOHRA P, ZALOUDEK C J. Nongynecologic metastases to fallopian tube mucosa: a potential mimic of tubal high-grade serous carcinoma and benign tubal mucinous metaplasia or nonmucinous hyperplasia[J]. Am J Surg Pathol 2015,39(1):35-51.

广州市妇女儿童医疗中心　　　　黄　莉
安徽医科大学附属妇幼保健院　　李　兵团队

附录

中国妇幼保健协会妇产介入标准化培训基地
考核评分表(2019版)

医院: 　　　　　　　　　　　评审日期: 　　　　　　　分数: 　　　

考核内容	评分标准(三甲医院)	评分标准(非三甲医院)	分值	得分	备注
组织架构	组织管理: 妇产介入基地工作应有院领导分管(3分);有健全的工作制度及岗位职责(2分)。 科室架构: (1)介入科应有独立的病区或病床、门诊、手术室及门诊手术观察室(4分);其中病房床位数≥5张(1分),有专家门诊或专科门诊加2分。 (2)年住院行介入手术病人数>200人次,年门诊量>3000人次,年总手术量>1000人次(3分)。	组织管理: 妇产介入基地工作应有院领导分管(3分);有健全的工作制度及岗位职责(2分)。 科室架构: 介入科应有独立的病区或病床(3分)、门诊(3分)、手术室(2分)及门诊手术观察室(2分)。	15分		
介入中心各项规章制度	参照三级甲等综合医院/中医院/妇幼保健院关于介入科及介入手术的相关规章制度。	参照相应等级综合医院/中医院/妇幼保健院关于介入科及介入手术的相关规章制度。	5分		
介入诊疗规范与质量控制	参照2012年卫生部办公厅印发《综合介入诊疗技术管理规范》执行,主要包括以下几个部分: (1)门诊诊疗规范。 (2)住院病历书写。 (3)围手术期处理。 (4)介入手术诊疗规范。 (5)介入手术耗材管理和登记。 (6)介入诊疗院感防控。 (7)术后随访。	参照2012年卫生部办公厅印发《综合介入诊疗技术管理规范》执行,主要包括以下几个部分: (1)门诊诊疗规范。 (2)住院病历书写。 (3)围手术期处理。 (4)介入手术诊疗规范。 (5)介入手术耗材管理和登记。 (6)介入诊疗院感防控。 (7)术后随访。	14分		

考核内容	评分标准(三甲医院)	评分标准(非三甲医院)	分值	得分	备注
医疗工作及诊疗范围	(1) 常规介入诊疗服务:妇产介入手术分为1~4级,开展1级手术加4分,2级手术加3分,以此类推,未开展不加分(此项满分10分);要求开展的2级及以上手术占总手术量的20%以上。 (2) 危急重妇产科多学科会诊(MDT)(3分)。 (3) 有完善的急诊制度,提供24小时急诊服务(3分)。	(1) 常规介入诊疗服务:妇产介入手术分为1~4级,开展1级手术加4分,2级手术加3分,以此类推,未开展不加分(此项满分10分);要求开展的2级及以上手术占总手术量的10%以上。 (2) 危急重妇产科多学科会诊(MDT)(3分)。 (3) 有完善的急诊制度,提供24小时急诊服务(3分)。	16分		
工作规划	有详细的妇产介入发展3~5年规划: (1) 有特色鲜明的妇产介入诊疗项目,如输卵管造影及介入治疗、子宫肌瘤及子宫腺肌症的血管介入治疗等(4分)。 (2) 市级重点专科(2分);省级及以上重点专科(3分)。 (3) 科研:完备的科研年度规划(2分);有在研的省级以上科研项目加1分,近3年发表SCI论文加1分。 (4) 教学:比较健全的教学制度,有专人负责教学管理工作(4分)。 (5) 妇产介入普及工作:每年至少举办一次市级及以上继教班(1分);拥有科室微信公众号并开展有效宣传(1分);定期的县级等基层医院的介入巡讲(1分);院内介入宣传工作(1分);省级以上主流媒体报道(1分)。	有详细的妇产介入发展3~5年规划: (1) 有特色鲜明的妇产介入诊疗项目,如输卵管造影及介入治疗或子宫肌瘤、子宫腺肌症的血管介入治疗等(4分)。 (2) 市级及以上重点专科3分。 (3) 科教:有专人负责科研、教学工作(2分);有在研的市级以上科研项目加1分。 (4) 妇产介入普及工作:每年至少举办一次学习班(2分);拥有科室微信公众号(2分);定期的卫生院等基层医院的介入巡讲(2分);院内介入宣传工作(2分);省级以上主流媒体报道(2分)。	20分		
相关科室或实验室	(1) 危急重症产科,专科医院须具备一定的内、外科实力(2分)。 (2) 相关辅助科室:① 放射科应有MRI、CT、DR(1分);② 超声科(1分),可开展床边超声业务加1分;③ 病理科(1分)。	相关辅助科室: (1) 放射科(1分)。 (2) 超声科(1分),可开展床边超声业务加1分。 (3) 病理科(1分)。 (4) 检验科(1分)。 (5) 麻醉科(1分)。	5分		

考核内容	评分标准(三甲医院)	评分标准(非三甲医院)	分值	得分	备注
中心手术室	(1)独立手术间(血管介入及非血管介入)不少于2间,每间手术室净使用面积≥25 m²(5分);符合放射防护原则及院感规定,拥有复合手术间加2分。 (2)应配置的基本情况(包括但不限于):每个手术间应配置1台DSA、1台手术床、手术器械、无影灯、紫外线消毒灯、耗材及药品柜、监护仪,血管介入手术室应配备呼吸机、麻醉机等(5分)。	(1)独立手术间不少于1间,净使用面积≥25 m²,符合放射防护原则及院感规定(5分)。 (2)应配置的基本情况(包括但不限于):每个手术间应配置1台DSA、1台手术床、手术器械、无影灯、紫外线消毒灯、耗材及药品柜、监护仪、呼吸机、麻醉机等(5分)。	10分		
人员配置	(1)科室有妇产科专业医生加2分;每间手术室应配备人员相对固定、独立排班的医护人员(2分)。 (2)指导医师与培训对象的比例应达到或超过2:1(2分)。 (3)指导医师组成:副主任医师≥1人,主治医师≥2人(2分)。 (4)具有中、高级专业技术执业的人员数占科室总医师数≥50%,所有医师最低学历应为医学本科(2分)。 (5)硕、博士以上学历人员占科室总人员20%及以上(2分)。	(1)科室有妇产科专业医生加2分;每间手术室应配备人员相对固定、独立排班的医护人员(2分)。 (2)指导医师与培训对象的比例应达到或超过1:1(2分)。 (3)指导医师组成:副主任医师≥1人,主治医师≥2人(3分)。 (4)具有中、高级专业技术执业的人员数占科室总医师数≥30%(3分)。	10分		
专业基地负责人	基地负责人进行基地建设情况汇报。	基地负责人进行基地建设工作汇报。	5分		
总分			100分		
附加分	(1)每拥有一间新型标准化妇产介入手术室加5分。 (2)信息化建设:PACS及远程会诊系统各加5分。	(1)每拥有一间新型标准化妇产介入手术室加5分。 (2)信息化建设:PACS及远程会诊系统各加5分。	5~15分		

注:本评分表部分参照《综合介入诊疗技术管理规范》制定,仅供参考。